Giovanni Maio

Den kranken Menschen verstehen

Giovanni Maio

Den kranken Menschen verstehen

Für eine Medizin der Zuwendung

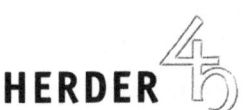

HERDER

FREIBURG · BASEL · WIEN

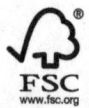

MIX
Papier aus verantwor-
tungsvollen Quellen
FSC® C083411

2. Auflage 2017

© Verlag Herder GmbH, Freiburg im Breisgau 2015
Alle Rechte vorbehalten
www.herder.de

Satz: Layoutsatz Kendlinger Mediendesign, Freiburg
Herstellung: CPI books GmbH, Leck

Printed in Germany

ISBN 978-3-451-30687-7

Inhalt

Vorwort

Dieses Buch ist erwachsen aus einer langjährigen Beschäftigung mit den Fehlentwicklungen der modernen Medizin, die ich in vielen anderen Büchern entfaltet habe. Irgendwann verspürte ich den Drang, die kritische Beleuchtung zu übersteigen und mich aufzumachen zu dem, was mir im positiven Sinne wichtig ist. Ich erlebe überall junge wie auch erfahrene Ärztinnen und Ärzte, die trotz der widrigen Verhältnisse glücklich sind, diesen Beruf gewählt zu haben, weil sie spüren, dass sie als Ärztin oder Arzt jeden Tag die Chance haben, Sinn zu stiften durch ihr Dasein für andere. Es gibt so viele Ärzte, die sich in dem Bestreben, anderen zu helfen, jeden Tag neu dem Leid kranker Menschen aussetzen und versuchen, deren Probleme zu lösen, sich etwas auszudenken, damit es ihnen, den anderen, besser geht. In einer Zeit, in der die Medizin vor allem im Zuge ihrer Durchökonomisierung zunehmend das öffentliche Vertrauen verliert, ist es wichtig, deutlich zu machen, dass sie als soziale Praxis im Dienste des hilfsbedürftigen Menschen auch heute noch tagtäglich gelebt wird – aber diejenigen, die sie leben, leben sie nicht *wegen* der Strukturen, in denen sie arbeiten, sondern *trotz* der Strukturen, die bezogen auf den zwischenmenschlichen Charakter der Medizin so entgleist sind wie selten zuvor. Es erschien mir wichtig, darauf hinzuweisen, dass es die Medizin, die sich kranke Menschen erhoffen, noch immer gibt, aber sie befindet sich immer mehr in der Defensive, da sie nach Kriterien bewertet wird, die mit Zuwendung, Verstehen und Begleiten kaum noch etwas zu tun haben.

Mit diesem Buch verbinde ich die Hoffnung, einerseits den Patienten Zuversicht zu vermitteln, andererseits den

Ärztinnen und Ärzten, den Psychotherapeutinnen und Psychotherapeuten, den Heilpraktikern, den Pflegenden, den Hebammen, den Physiotherapeuten und allen, die in den ambulanten und stationären Einrichtungen tagtäglich ihren Dienst am Menschen verrichten, Mut zu machen, bei ihrer Sache zu bleiben und sich ihre inneren Werte nicht durch die Ökonomie rauben zu lassen. Ich hoffe und wünsche mir, die in den allermeisten heilkundlich Tätigen innerlich schlummernden Antriebe zu bekräftigen, sich als Mensch dem leidenden Menschen zuzuwenden. Dieses Buch soll nach all meinen medizinkritischen Büchern der letzten Jahre ein Ermutigungsbuch sein, denn das größte Kapital, das wir haben, ist der innere Antrieb, die hohe intrinsische Motivation der Heilberufe, die jedoch durch das System sukzessive abgebaut wird. Dieser Abbau muss gestoppt werden, und das kann nur durch eine Schärfung des Bewusstseins dafür gelingen, wie wertvoll dieses innere Anliegen ist, für den Anderen da zu sein. Denn der Mensch ist eben kein egologisches Wesen, sondern er ist von Grund auf ausgerichtet auf den anderen Menschen, er erlernt nahezu alles, was er erlernt, nur durch andere Menschen und kann nichts allein aus sich selbst. Und in der Möglichkeit, einem anderen Menschen das Gefühl zu geben, dass er nicht alleine ist in seiner Not, in dieser Möglichkeit hat jeder Mensch die Chance, das, was er von anderen empfangen hat, in vielfacher Weise zurückzugeben – und genau diese Chance bietet die Medizin.

Auch ich habe alles anderen Menschen zu verdanken, darüber bin ich mir im Klaren. Es ist hier nicht der Ort, all denen zu danken, die mir das ermöglicht haben, was ich heute tun darf, aber es ist der Ort, denen zu danken, die es mir ermöglicht haben, dieses Buch, das in den letzten Jahren in meinem Kopf heranreifte, nun Wirklichkeit werden zu lassen. Allen voran gilt mein Dank dem sehr geschätzten Verlag Herder! Er hat sich sofort offen gezeigt für meine Idee, hat mich darin bestärkt und nach allen Kräften unterstützt. Es war die ausgezeichnete Zusammenarbeit mit diesem Verlag, die meine Freude am Schreiben potenziert hat, und dafür möchte ich an dieser Stelle sehr herzlich danken, allen voran Herrn Dr. German Neundorfer für sein umsichtiges Lektorat, für all seine wegweisenden Ratschläge und seine so engagierte und vertrauensvolle Begleitung in der langen Schaffensphase. Danken möchte ich insbesondere auch Herrn Dr. Tobias Winstel, der mir als Verlagsleiter viele Anregungen gegeben und mich immer wieder neu ermuntert hat, genau den Duktus beizubehalten, auf den wir uns rasch verständigt hatten. Danken möchte ich nicht zuletzt Herrn Manuel Herder selbst, dessen Unterstützung durch Wertschätzung mir viel bedeutet.

Zu danken habe ich ebenso aufrichtig Frau Dr. Cathrin Nielsen. Sie hat nahezu alle meine Bücher begleitet, kennt mein Denken wie kaum eine andere, und ohne ihre akribische Erstdurchsicht meiner Manuskripte und ihre unzähligen inhaltlichen Anregungen hätte das Buch nicht die Form angenommen, die es jetzt hat. Ich danke ihr aufrichtig für all die Zeit, die sie sich für mich genommen hat, und für all ihre Sensibilität, sich auf mein Denken in dieser wahrlich verstehenden Weise einzulassen.

Wichtig ist mir, Herrn Dr. Raphael Rauh zu danken, der in einer kaum zu überbietenden Gewissenhaftigkeit und Gelehrsamkeit das Manuskript am Ende gegengelesen hat; die Zusammenarbeit mit ihm hat wie immer große Freude bereitet.

Schließlich danke ich all den Ärztinnen und Ärzten, allen Psychotherapeutinnen und Psychotherapeuten, allen Pflegenden und auch allen Patientinnen und Patienten, die mir täglich schreiben und denen ich auf meinen Vortragsreisen begegnen darf, denn ihre Anliegen, ihre Anregungen, ihre Sorgen, ihre Bestärkungen haben Eingang gefunden in die Seiten, die jetzt folgen. Nichts denken wir allein aus uns selbst heraus – letzten Endes ist es immer der Dialog mit anderen, der uns dazu anstiftet, uns zu neuen Gedanken aufzumachen. Ich hoffe, dass die Gedanken in diesem Buch denen zugutekommen, für die sie entfaltet worden sind, den kranken Menschen.

Freiburg, im Juli 2015

I.

Moderne Medizin –
oder wenn das Verstehen
des Patienten
zur Nebensache wird

*„Keine Methode ersetzt persönliche Wärme, Toleranz
und positive Einstellung zum Menschen."*

(RUTH C. COHN)

Im Klinikalltag erlebt man es immer wieder, dass gerade
schwerkranke Menschen sich beim Abschied geradezu über-
schwänglich bedanken und voll des Lobes sind ob der Betreuung von Seiten der Ärzteschaft und der Pflegenden. Bei
genauer Betrachtung stellt man fest, dass dieses Lob weniger
dem Heilungserfolg gilt als vielmehr der Tatsache, dass diese
Patienten Gelegenheit bekamen, ihre Sorgen und Nöte loszuwerden. Sie sind dankbar dafür, dass sie über sich und ihre
Ängste sprechen konnten. Allein das Gefühl, verstanden
worden zu sein, verleiht ihnen diese Grundempfindung der
Dankbarkeit. Auch wenn nach wie vor viele Menschen dieses Gefühl, bei ihrem Arzt oder bei ihrer Ärztin ein offenes
Ohr zu finden, teilen – eine Selbstverständlichkeit ist dies
nicht mehr. Denn von ihrem Aufbau, von ihren strukturellen
Bedingungen, von ihrem ganzen Credo her ist die moderne
Medizin mehr auf das Machen ausgerichtet als auf das Ver-
stehen. Das hat viele Gründe.

Medizin als Industriebetrieb?

Die moderne Medizin setzt auf Naturwissenschaft, auf Technik, auf Reparatur, als wäre die Krankheit lediglich ein Defekt, den es zu beheben gelte. Innerhalb einer solchen Konzeption von Medizin wird alle Kraft auf das Machen, auf die
Anwendung von Verfahren gerichtet und deswegen verkannt, dass dem kranken Menschen oft eher durch das Ver-

stehen und durch die Beziehung geholfen werden kann. Dass die moderne Medizin die heilsame Kraft des Verstehens aus den Augen zu verlieren droht, hängt damit zusammen, dass wir in einer Zeit leben, in der die Zahl, das Messen, das Nachweisen, das Berechnen eine ganz neue und sehr wirkmächtige Bedeutung erlangt haben. Zwar versteht sich die Medizin schon seit 150 Jahren vornehmlich als angewandte Naturwissenschaft, womit sie das Credo des Messens gewissermaßen schon zu ihrer Tradition gemacht hat. Diese Orientierung an den Naturwissenschaften findet heute jedoch eine Verstärkung insofern, als sie sich paart mit einer folgenschweren Orientierung an der Ökonomie. Ökonomie und Naturwissenschaft bilden eine so starke Allianz, dass sich unter der Vorherrschaft dieser beiden Paradigmen die gesamte Medizin grundlegend verändert. Diese Veränderungen vollziehen sich fast unmerklich, da sie Haltungen verändern. Möglicherweise mehr noch als die äußeren Abläufe betreffen sie das Bewusstsein der Medizin, ihre innere Identität. Verrichten, Messen, Prüfen, Nachweisen – all das wird heute verlangt, und erstaunlicherweise nicht allein dort, wo tatsächlich nur Prozesse ablaufen wie in der Industrie, sondern auch dort, wo es ausschließlich um Menschen geht. Auch die Behandlung des kranken Menschen folgt zunehmend den gedanklichen Vorgaben der industriellen Produktion. Das ist das eigentliche Eintrittstor einer Umwertung der Werte in der Medizin. Daher ist es wichtig, sich über den Unterschied zwischen der Produktion von Gegenständen und der Behandlung von Menschen genauer Gedanken zu machen. Warum ist Medizin kein Produktionsprozess? Weshalb ist das über die Medizin verhängte industrielle Denken so ungenügend und schädlich?

Gute Medizin sucht nach singulären Lösungen

Wenn die ärztliche Leistung ein Produktionsprozess sein soll, dann bedeutet dies nichts anderes, als dass sie auf das Zusammenaddieren von Vollzügen reduziert wird. Allerdings ist im Vollzug selbst all das, was ein Arzt oder eine Ärztin tatsächlich geleistet haben, nicht vollumfänglich enthalten, denn vor dem Vollzug stand die Synthese, und vor dieser wiederum stand der gedankliche Prozess des Zusammenführens verschiedener Informationen aus verschiedenen Bereichen – Anamnese, Diagnostik, Betrachtung des Umfelds. Die Fokussierung auf den Vollzug bedeutet somit eine Entwertung der eigentlichen ärztlichen Leistung, die mehr im reflektierten Abwägen liegt als in der Handlung selbst. Wenn wir zuweilen von medizinischer „Überversorgung" sprechen, müssen wir mitbedenken, dass die Leistung der Ärzte im Zuge der Ökonomisierung zu Unrecht auf den dokumentierbaren Eingriff reduziert wird – der ihm vorausgehende Prozess des sich an die Diagnose Herantastens, die vielen informellen Gespräche, der Prozess schlicht und einfach des Nachdenkens, all das wird nicht in Anschlag gebracht. Aber was wäre der Eingriff ohne diese ihm vorangestellten Leistungen? Je mehr man die Ärztinnen und Ärzte allein nach der Zahl der Eingriffe und der ausweisbaren Parameter bewertet, desto mehr werden sie selbst Zug um Zug vergessen, dass sie eigentlich viel mehr leisten als das, was abgebildet wird. Und wenn dieses qualitative „Mehr" nicht mehr abgerufen wird, wächst ihre Anfälligkeit dafür, in die Menge, in das rein quantitativ Fassbare zu flüchten. Ich meine aber, sie bräuchten nicht zu flüchten, sondern sollten mit Rückgrat ihre Qualifikation verteidigen. Die Kernqualifikation eines Arztes liegt im gekonnten Umgang mit Komplexität, in der Bewältigung von Unsicherheit, in der professionellen Handhabung von Unwägbarkeiten und durch diese Qualifikationen hindurch letzten Endes in der sorgsamen Erkundung dessen, was für den konkreten Patienten das Beste ist. All diese Abwägungsprozesse machen die Leistung des Arztes aus, und sie zeigen auf, dass der Arzt, um ein guter Arzt zu sein, jeden Tag Probleme lösen muss und sich jeden Tag immer wieder neu etwas einfallen lassen muss, um dem jeweiligen Patienten individuell zu helfen.

Gute Medizin braucht Fingerspitzengefühl

Vor diesem Hintergrund ist es wichtig, genauer über den Unterschied zwischen Produktion und dem, was die Medizin leistet, nachzudenken. Die Ärztin oder der Arzt bewirken ja etwas durch ihre Behandlung, aber das, was sie da bewirken, unterscheidet sich vom Produktionsprozess darin, dass sie kein eigenes Werk herstellen, sondern in etwas eingreifen, das bereits da ist. Sie greifen in einen Körper ein, nicht etwa, um etwas Neues zu produzieren, sondern um etwas Bestehendes zu unterstützen oder so zu verändern, dass der gesamte Körper wieder in ein Gleichgewicht gelangt. Der Arzt greift in Lebendiges ein, und ein guter Arzt weiß genau, dass wenn der lebendige Körper nicht seinen Beitrag zu der Behandlung leistet, alles Bemühen vergebens sein wird. Der Arzt und die Ärztin greifen also ein, um das Bestehende zu unterstützen, und bei dieser Unterstützung gibt es ganz schnell ein Zuviel und ein Zuwenig. Wäre das, was sie leisten, ein schlichtes Herstellen wie in der Industrie, müssten sie einfach nur wissen, wie der Schaltplan aussieht, und könnten nach Gebrauchsanweisung vorgehen. Beim Therapieren hingegen kann es nicht um Gebrauchsanweisungen gehen – es geht um ein Abwägen, ein gemeinsames Ausjustieren, es geht schlichtweg um Fingerspitzengefühl.

Der Organismus ist komplex und das Eingreifen in einen lebenden Organismus unendlich viel diffiziler als das Herstellen einer Sache. Während bei der Herstellung einer Sache perfekte Anordnung und Standardisierung ausschlaggebend sind, liegt das Wesentliche der Therapie von Menschen darin, das richtige Maß zu finden, das Maß, das genau zu diesem Patienten passt und zu diesem individuellen Befund, zu dieser Patientengeschichte. Zu Ende gedacht liegt der Wert des Behandelns somit nicht (wie bei der Produktion) im perfekten Schema, sondern im behutsamen Herausfinden dessen, was dem Kranken dient. In das Zentrum der Behandlung von kranken Menschen gehört daher Behutsamkeit. Dass genau dieser Wert heute entlegitimiert und ihm keinerlei Bedeutung mehr beigemessen wird, liegt an der grundlegend falschen Auffassung von Medizin als einem Produktionsbetrieb. Nur vor dem Hintergrund eines derart fehlgeleiteten Denkens können wir auch verstehen, warum in der Medizin heute so selbstverständlich falsche Anreize gesetzt und Kontrollsysteme eingeführt werden, die unweigerlich reduktionistisch sind.

Reflexion und Synthese

Es ist der politisch gewollte und durch die Kontrollsysteme etablierte Fokus auf die reine Performanz, der die moderne Medizin zum Aktionismus anhält. Denn wenn man implizit davon ausgeht, das Eigentliche der Medizin ließe sich in messbaren Daten fassen, wird das Messbare immer weiter potenziert, ohne dass man merkt, dass damit gerade keine Steigerung von Qualität einhergeht, da die eigentliche Qualität des ärztlichen Tuns nicht das sichtbare und messbare Machen ist, sondern der unsichtbare und nicht messbare Reflexionsprozess. Ein Grundproblem des oft zu beobachtenden Aktionismus in der modernen Medizin liegt daher in der unleugbaren Tatsache begründet, dass man durch den verhängten Kontrollimperativ, den man aus der Industrie entlehnt hat, den größten Teil der ärztlichen Leistung schlichtweg aus den Augen verliert.

Von diesem falschen Denken aus wird den Ärztinnen und Ärzten suggeriert, ihre medizinischen Entscheidungen wären – wenn sie sich nur an den richtigen Ablauf hielten – ohnehin stets eindeutig ableitbar und algorithmisch klassifizierbar. Aber so funktioniert Medizin nun einmal nicht. Und zwar nicht nur, weil die Entscheidung, was zu tun ist, letztlich beim Patienten liegt, sondern weil sich die gute Entscheidung ohne Dialog nicht ergeben kann. Situationen in der Medizin sind selten so eindeutig, wie es die Theorie nahelegt; in den allermeisten Fällen handelt es sich um solche der Unsicherheit, um Situationen, in denen es um einen Umgang mit Wahrscheinlichkeiten geht und nicht um einen Umgang mit absoluten Sicherheiten. Und gerade *weil* die Situationen immer einen Rest an Unbestimmtheit übriglassen, braucht der Arzt, um situationsgerecht zu entscheiden, einen Ermessensspielraum. Er braucht Entscheidungsfreiheit, um eine gute Abwägung vornehmen zu können, eine Abwägung, die von vornherein primär auf den Patienten ausgerichtet sein muss und nicht auf die Kongruenz mit einer Leitlinie oder mit vorgegebenen Algorithmen oder Dokumentationspflichten. Dieser Ermessensspielraum wird den Ärztinnen und Ärzten heute genommen, weil das System nicht verstanden hat, was ärztliche Betreuung wirklich ist.

Erfahrung und Urteilskraft

Es ist wichtig, sich neu klarzumachen, was medizinische Behandlung eigentlich bedeutet. Die Behandlung bedeutet nicht *per se* Aktion – vielmehr geht es darum, patienten- und situationsgerecht zu entscheiden. Um das zu können, bedarf es eines formalisierten Sachwissens; das ist all das, was man im Studium lernt und was dann in Leitlinien kondensiert wird. Aber die praktische Situation, auf die der Arzt oder die Ärztin stoßen, ist immer eine einmalige und unverwechselbare Situation, eine, die in dieser Konkretheit in keinem Lehrbuch beschrieben worden ist und die man in keinen Leitlinien finden wird. Das lässt sich im Angesicht der Vielfalt der Menschen und Situationen nicht reduzieren. Der Arzt stößt also immer auf eine Situation, die im Vergleich zu seinem abgespeicherten Sachwissen zwangsweise überkomplex ist; sie ist komplexer als das formalisierte Wissen und stellt immer wieder eine ganz besondere Gegebenheit dar. Daher muss der Arzt nicht nur über Sachwissen verfügen, er muss auch wissen, wie je neu mit dieser oder jener Situation umzugehen ist. Aus dem formalen Sachwissen allein lässt sich nicht ableiten, was konkret zu tun ist; für diesen Sprung vom allgemeinen Wissen zur konkreten Handlung braucht man praktische Urteilskraft. Man braucht eine Urteilskraft, die über das bloße Wissen hinausgeht, und diese Fertigkeit macht die eigentliche Qualität der ärztlichen Betreuung aus. Immanuel Kant hat die Urteilskraft als „das Talent der Auswahl des in einem gewissen Falle gerade Zutreffenden" definiert, als das Vermögen „den Punkt zu treffen, [...] worauf es ankommt" (Anthropologie in pragmatischer Hinsicht BA 166).

Je formalisierter die Vorgaben sind, desto mehr wird die Fähigkeit des Arztes, eine singuläre und auf den einzelnen

Patienten abgestimmte Entscheidung zu treffen, in Abrede gestellt. Die Kontrolle, die über sie verhängt wird, ist demotivierend, weil sie implizit suggeriert, als wüssten die Ärztin oder der Arzt nicht, wie zu entscheiden ist, und müssten daher unterfüttert werden mit formalen Modellen, die aber als Modelle bereits vom Grundsatz her zu abstrakt sind, um dem einzelnen Patienten gerecht zu werden. Die Fähigkeit zur reflektierten Abweichung vom statischen Modell – das macht die ärztliche Kunst aus, und je mehr die Ärzte daraufhin überprüft werden, ob sie Modelle einhalten, desto mehr empfinden sie diese zu Recht als Bevormundung, weil sich die Güte der ärztlichen Therapie nicht aus der 1:1-Übertragung abstrakter Schemata ergeben kann, sondern nur aus der erfahrungsgesättigten Einzelentscheidung. Die Leitlinien und Vorgaben können dabei eine Richtschnur geben, aber sie können dem Arzt die individuelle Entscheidung nicht abnehmen. Sie sind eine Richtschnur und nicht der Weisheit letzter Schluss. Letztlich sind sie wie Stützräder, die man gerade am Anfang der Tätigkeit braucht, die jedoch, je erfahrener man wird, immer weniger relevant werden. Wer sehr erfahren ist und sehr gut fahren kann, wird solche Hilfsstützen zu Recht eher als hinderlich denn als hilfreich empfinden. Formalisierungen gehen stets mit Vereinfachungen einher, aber die Kunst der Behandlung liegt gerade nicht im Einfachmachen, sondern in der Vergegenwärtigung der Komplexität sowie in der Fähigkeit, auch im Angesicht von Unsicherheit und bloßen Wahrscheinlichkeiten, also im Angesicht einer konkreten Situation, die nie restlos geklärt sein kann, dennoch eine gute Entscheidung zu fällen.

Die Formalisierung geht von klaren „Fällen" und Situationen aus, aber die reelle Praxis liefert diese absolute Klarheit nur selten. Wir brauchen den Arztberuf als Profession, gerade weil sich die Entscheidungen nicht allein aus den Fakten ergeben, weil diese Fakten nicht für sich sprechen, sondern es darum geht, sie zu interpretieren, sie mit dem Patienten und in seinem Sinne so zu deuten, dass sie in eine weitsichtige Entscheidung überführt werden können. Und diese Entscheidung kann der Eingriff sein, sie kann die weitere Diagnostik bedeuten, aber sie kann ebenso in der Einsicht bestehen, dass es vernünftiger ist, zu warten, oder auch in der, dass alle weitere Diagnostik nur noch unnötige Risiken bedeuten würde und mit der Gefahr falsch positiver Ergebnisse einherginge. Was aber tatsächlich in einem konkreten Fall unnötig ist oder nicht, ergibt sich aus dem direkten Gespräch, aus der Synthese, aus der Kompetenz des Arztes und nicht aus der deduktiven Ableitung von formalen Modellen. Die ärztliche Profession ist also da, um die Kluft zwischen dem allgemeinen Wissen und der unverwechselbaren Situation des Patienten zu überbrücken. Die dafür notwendige Urteilskraft kann durch kein Behandlungsschema ersetzt werden, und alle Kontrollen, die über die Ärzte verhängt werden, gehen mit einer Geringschätzung dieser Urteilskraft einher und setzen ein Bild von Medizin voraus, das bei näherer Reflexion nicht zu halten ist. Denn sie tun so, als gäbe es in der Wirklichkeit nur typische Fälle und keine Besonderheiten, während das Gegenteil der Fall ist. Das Hinweggehen über die Besonderheit des einzelnen Menschen ist ein bedrohlicher Zug der ökonomisierten Medizinwelt. Daher ist es für die Ärztinnen und Ärzte wichtig, sich der unabdingbaren Besonderheit zuzuwenden und sich ihrer bewusst zu bleiben – den falschen Kontrollsystemen zum Trotz.

Gute Medizin zwischen einer Kunst des Machens und einer Kunst des Verstehens

Aus all diesen Gründen geht es in der Medizin nicht um das Umsetzen eines vorgegebenen Produktionsprozesses, sondern um das immer neue Erfassen der konkreten Situation eines kranken Menschen, die unweigerlich eine singuläre Entscheidung verlangt. Eine solche Entscheidung ist im gelungensten Fall das Resultat eines Zusammenführens von extern überzeugendem Sachwissen und einer internen Evidenz, die sich aus der Erfahrung des Arztes und der konkreten Lage und Person des Patienten ergibt. Dies ist die eigentliche Kunst ärztlicher Behandlung, dieser synthetische und unweigerlich kreative Prozess, der nicht restlos vorgegeben werden kann, sondern der im Moment zu leisten ist. Für diesen Moment braucht man Erfahrung, Geduld und Gesprächsbereitschaft – alles Werte, die heute abgebaut werden und die doch neu aufgewertet werden müssen. Je mehr man diese Werte ignoriert und die Medizin als einen reinen Produktionsprozess betrachtet, desto mehr werden der Aktionismus befördert, das Machen belohnt, das Zuhören bestraft, die Interventionszeit berechnet, die Beratungszeit übersehen, die Steigerung des Durchlaufs zum Wert erhoben und die Behutsamkeit und Sorgfalt als etwas angesehen, was den Betrieb nur aufhält.

Daher ist es wichtig, sich zu vergegenwärtigen, dass die ärztliche Kunst letzten Endes eine Verbindung aus Rechnen und Verstehen darstellt, einen Bund aus der Kunst des Machens und der Kunst des Sprechens, der Kunst des Hinhörens. Vor diesem Hintergrund werde ich in diesem Buch eine Vorstellung von Medizin entwerfen, welche die Rolle der Medizin nicht als etwas von der Existenz des Menschen

Abgekoppeltes betrachtet, also nicht als etwas, das erst dann von außen in das Leben eingreift, wenn ein „Reparaturbedürfnis" eintritt. Ich begreife die Medizin vielmehr als situative Antwort auf die konkrete Not menschlichen Seins, und für diese Antwort ist das Verstehen des Patienten gerade keine Nebensache, sondern die Sache selbst. Der französische Phänomenologe Michel Henry drückt das so aus: „Die Medizin ist niemals eine Wissenschaft im eigentlichen Sinne gewesen – nicht, weil ihr die Strenge abgeht. Obwohl sie auf den harten Wissenschaften wie der Biologie, Chemie usw. beruht, bleibt sie jedoch in ihrem Prinzip ‚humanistisch'. Darunter ist zu verstehen, daß alle ins Spiel gebrachten objektiven Erkenntnisse von einem Blick durchquert werden, der über diesen hinaus auf dem Röntgenbild einer Verletzung oder eines Tumors, folglich über den objektiven Körper hinaus, das sieht, was die Folge davon für das Fleisch ist, für jenes lebendige und leidende Sich, welches der Kranke ist. Ohne beständigen Bezug auf dieses transzendentale Leiden – als für die menschliche Realität konstitutiv – bleibt die Medizin unverständlich."[1]

Mit meinem Buch möchte ich deutlich machen, dass das Behandeln kranker Menschen nicht in der unpersönlichen Einhaltung von formalen Normen aufgehen, sondern nur dann glücken kann, wenn die Handlungen eingebettet sind in authentische menschliche Beziehungen. Im Zeitalter einer unheilvollen Allianz von Ökonomie und Naturwissenschaft erscheint es mir wichtig, für eine neue Grundorientierung in der Medizin zu plädieren. Diese möchte ich in den nächsten Kapiteln in einem Wechselspiel von theoretischer Fundierung und konkret-praktischer Phänomenologie der

Lebenswelt kranker Menschen entfalten. Ich starte mit vier großen Herausforderungen der modernen Medizin, die ich exemplarisch für viele andere ausgewählt habe: dem Schmerz, dem Krebs, der Demenz und dem Sterben. Diese Auswahl soll auf den Kern der Aufgabe der Medizin verweisen, nämlich die Betreuung von Menschen, die an Symptomen und Krankheiten leiden, die man nicht einfach mit einer entsprechenden Handhabung aus der Welt schaffen kann. Mir war es wichtig, den Fokus auf chronische, ja gar unheilbare Krankheiten zu richten, da sich die Medizin vor allem für diese Menschen zuständig fühlen muss, denn sie sind es, die aus dem Raster einer ökonomisierten Medizin herauszufallen drohen.

II.

Eine kleine Phänomenologie des Krankseins – Beispiele aus der Praxis

1. Der chronische Schmerz –
für eine Kultur des Begleitens

„Wenn sich eine Lektion aus alledem ableiten lässt,
so ist es die, dass mit dem Schmerz nichts
anzufangen ist, dass man ihn aber ebenso wenig
auf sich beruhen lassen kann."

(CHRISTIAN GRÜNY)

Der Umgang mit dem chronischen Schmerz sagt viel über die Schieflage der modernen Medizin aus und darüber, in welcher Gesellschaft wir leben. Es gibt hier gegenwärtig zwei Tendenzen. Die eine zielt darauf ab, den Schmerz als etwas grundsätzlich Überwindbares und Vermeidbares darzustellen. „Schmerzen müssen nicht sein" – so lautet das eingängige Credo. Die andere betrachtet den Schmerz als ein rein kognitives Phänomen und überlässt es dem Einzelnen und seiner richtigen Einstellung, den Schmerz in seine Schranken zu weisen. Der Patient wird also mit seinem Schmerz alleingelassen, weil er selbst daran schuld ist, wenn es ihm nicht gelingt, zu einer solchen Einstellung zu gelangen. Beide Tendenzen sind in sich problematisch und werden dem Phänomen Schmerz nicht gerecht. Warum das so ist, soll in diesem Kapitel näher aufgezeigt werden.

Der Schmerz als Verknüpfung
von Sinneswahrnehmung und Affekt

Das Besondere des Schmerzes liegt darin, dass er von Anfang an zwei Aspekte in sich birgt, die nicht losgelöst voneinander betrachtet werden können. So ist der Schmerz einerseits eine Sinneswahrnehmung, andererseits – und untrennbar damit verknüpft – ein Affekt. Man kann vom Schmerz nicht sprechen, ohne ihn zugleich als das Widrige anzusprechen, als das, was mich berührt, mich bewegt, mich bedrängt. Der Schmerz ruft einen Affekt hervor und stellt sofort eine Motivation her, nämlich die, ihn schleunigst loszuwerden. Pendant zum Schmerz ist der Schrei: Der Schmerz lässt aufschreien, er kann den Menschen nicht gleichgültig lassen. Insofern sind Schmerzen nichts, womit man ganz abgeklärt und nüchtern umgehen kann. Wo es um Patienten geht, die chronische Schmerzen haben, lässt sich vor diesem Hintergrund nicht sagen, dass sie lernen sollten, sich mit ihrem Schmerz anzufreunden. Ich denke, dass es der Seinsweise des Schmerzes wesentlich ist, sich nicht mit ihm versöhnen zu können, weil in der Erfahrung des Schmerzes unweigerlich der Impuls zu seiner Aufhebung verankert ist. Um Patienten mit ständigen Schmerzen zu helfen, gilt es anzuerkennen, dass der Schmerz immer das Widrige ist und bleibt.

Der Schmerz als Tyrann

Das Dramatische am Schmerz ist seine tyrannische Erscheinung. Meist ohne große Vorankündigung bricht er ein in die Welt und macht sich in ihr breit. Ab dem Moment, da der Schmerz da ist, okkupiert er alles. Er lässt keinen Freiraum, er zwingt sich dem Menschen radikal auf und lässt ihm, wie Christian Grüny es ausgedrückt hat, keinerlei Rückzugsmöglichkeit.[1] Insofern ist der Schmerz ein Tyrann. Er tyrannisiert das Leben, weil er keinen anderen Gedanken zulässt als den Gedanken an ihn. Das führt dazu, dass der Schmerz alles unterbricht, was man bislang getan hat und woran einem bis dahin gelegen war. Er nimmt keine Rücksicht darauf, wer wir sind, was wir wollen, wie wir unser Leben führen – er ist plötzlich da, reißt das Leben auseinander und nimmt alles mit sich. Der Schmerz bewirkt somit nichts weniger als eine totale Gefangennahme des Menschen. Er lässt ihn im Moment des Schmerzhabens gefangen sein. Er verunmöglicht die Kontaktaufnahme zur Welt, bringt die alltäglichen Vollzüge zum Stillstand, lässt keinen Gedanken an irgendeine Zukunft zu und reduziert das Sein auf ein Sein-im-Schmerz,[2] auf ein Sein, das nichts anderes kennt und sich mit nichts anderem in Beziehung setzen kann als allein zu seinem Schmerz. Durch diese tyrannisch verordnete Unterbrechung der Bezüge zur Welt stößt der Schmerz den Menschen aus seiner Unbekümmertheit heraus und lässt ihn vergessen, dass das Leben auch unbeschwert sein kann. Er macht den Moment zu etwas Extraorbitantem, zu etwas, was zur absoluten Rebellion aufruft. Die Rebellion gegen den Schmerz ist so laut, dass in ihr nichts anderes von ähnlicher Bedeutung sein kann. Daher hat der Schmerz etwas von einer absoluten Unterbrechung des Lebens.

Der Schmerz lässt den Menschen zudem etwas spüren, was er nur schlecht aushalten kann, nämlich ein Wesen zu sein, das nicht etwas tut, sondern dem etwas widerfährt. Der Schmerz ist wohl das dramatischste und totalisierendste Widerfahrnis, das der Mensch erleben kann.[3] Er negiert das Subjekt, er fragt nicht danach, wer wir sind. Er stellt die Autonomie des Subjektes so radikal in Frage, dass er als massive Bedrohung empfunden wird, als Bedrohung der eigenen Freiheit, als Bedrohung des eigenen Selbst, als Bedrohung aller Zukunft.[4] Der Schmerz verleiht dem Menschen das Gefühl des Ausgeliefertseins, weil der

Mensch realisiert, dass es unmöglich ist, Zuflucht vor dem Schmerz zu finden. Sich dem Schmerz ausgeliefert zu fühlen, stellt eine Provokation dar, weil es durchstreicht, was einem als Mensch naturgemäß wichtig ist: Selbstgestalter seiner Welt zu sein. Im akuten Moment des Schmerzhabens fühlt man sich absolut ohnmächtig, denn man ist dem Schmerz derart ausgeliefert, dass einem nichts anderes übrigbleibt, als das passive Moment des Lebens leidvoll zur Kenntnis zu nehmen.

Der Schmerz als das Vereinsamende

Schmerz und Einsamkeit sind eng miteinander verknüpft, und zwar in einem doppelten Sinn. Zunächst ist der Schmerz etwas, was man nur selbst spüren kann. Letztlich ist er allen Bemühungen zum Trotz nicht wirklich vermittelbar. Er ist eine Erfahrung, die man notwendig alleine macht und die vom Anderen zwar verstanden, aber nicht nachempfunden werden kann. Der Schmerz entzieht sich der Mitteilbarkeit in einer Weise, wie es das Leid nicht tut. Leid kann man versuchen zu erklären, man kann Gründe für es angeben, es rationalisieren; der Schmerz dagegen ist so fundamental, dass man ihn nur schwer in Worte kleiden kann. Man kann ihn umschreiben, aber zu fassen bekommt man ihn damit nicht. Schmerzen zu haben macht somit schon dadurch einsam, dass man nicht viel darüber sagen kann. Bei manchen Patienten führt der Schmerz sogar zum Verlust ihrer Sprachfähigkeit. Der Schmerz macht sprachlos und diese Sprachlosigkeit steht in einem krassen Kontrast zu der Wirkmächtigkeit, die ihm zukommt. Aber nicht nur die Unkommunizierbarkeit des Schmerzes lässt ihn zu einem vereinsamenden Phänomen werden. Es sind mehr noch seine totalisierenden Züge, die den Menschen geradezu dazu zwingen, sich von der Welt abzuwenden.[5] Der Schmerz verleitet den Patienten dazu, sich zurückzuziehen, weil gerade der Schmerzpatient irgendwann aufhört, sich den Mitmenschen erklären zu wollen, weil der chronische Schmerz die Normalität des Seins außer Kraft setzt und es nicht zulässt, ein geregeltes Leben wie „die Anderen" zu führen. Der Schmerzpatient ist häufig jemand, der außerhalb des für alle anderen Menschen üblichen Rhythmus leben muss. Er erlebt sich daher jeden Tag als fremd, als anders als die Anderen. Er ist gezwungen, einen Rhythmus zu (er)finden, in dem er selbst mit seinem Schmerz leben kann, jenseits der Regeln, die für alle anderen gelten. Der Schmerzpatient kann sich also nicht nahtlos in den Erwartungshorizont einer auf das Funktionieren ausgerichteten Gesellschaft einfügen. Er empfindet sich vielmehr als dysfunktional, weil er mit seiner Art zu leben aus dem Raster fällt. Der chronische Schmerz hat somit eine vereinsamende Wirkung, weil er die Effizienz- und Leistungskategorien einer Wettbewerbsgesellschaft radikal außer Kraft setzt. Damit wird dem Schmerzpatienten zugleich die Chance genommen, an den sozialen Prozessen zu partizipieren, was die gesellschaftliche Ausgrenzung nach sich zieht – angefangen von der Gefährdung seines Arbeitsplatzes bis hin zur ökonomischen Marginalisierung, Prekarisierung und Exklusion.

Mit zu dieser Vereinsamung durch den chronischen Schmerz trägt sein in Frage stellender Charakter bei. Der Schmerz stellt alles in Frage. Er stellt die Zukunft in Frage. Wie soll es weitergehen mit diesem Schmerz? Wie lange kann man mit ihm bestehen? Und: Was hat es für einen Sinn, immer wieder Schmerzen zu haben? Warum gerade ich? Warum kann ich nicht leben wie die Anderen? Warum nicht so wie vor dem Auftreten dieser Schmerzen? Der chronische Schmerz lässt am Sinn zweifeln, lässt verzweifeln. Er lässt verzweifeln, weil er am Menschen nagt. Er nagt an seiner Persönlichkeit, die sich verändert, er nagt an der Reibungslosigkeit der Vollzüge, er nagt vor allem am Gefühl des Werthabens, er nagt am Selbstwertgefühl. Der Schmerz vermittelt dem Menschen das Gefühl der Wertlosigkeit, weil dieser, bedingt durch den Schmerz, die Kriterien scheinbar nicht erfüllen kann, die für ein gelingendes Leben notwendig erscheinen. Der Mensch verliert das Gefühl, wertvoll zu sein, weil er aus der Ordnung herausfällt und weil sich keine neue Ordnung abzeichnet, die ihn aufnimmt.

Die subjektive Erfahrung in einer Medizinwelt der Objektivierbarkeit

Alle dargelegten Phänomene des Schmerzes, wie sie von zahlreichen Denkern in der einen oder anderen Nuance bereits beschrieben worden sind (Buytendijk, von Weizsäcker, Grüny)[6] zeigen auf, dass der Schmerz eine extreme Herausforderung für den Menschen darstellt. Er lässt unweigerlich die Fragen aufkommen: Wie ist dem Schmerz beizukommen? Wie kann man seiner habhaft werden? Welchen Ausweg gibt es? Zunächst einmal verbindet man mit dem Schmerz zwingend eine Ursache. Wer Schmerzen hat, denkt immer mit, dass es „etwas" sei, das ihm Schmerzen zufügt, „etwas", das da in ihn einbricht, eindringt, zieht und zerrt. Dieses Etwas möchte man verständlicherweise dingfest machen, und so bildet die Suche nach einer verobjektivierbaren Ursache den allerersten Zugang auf den Schmerz.[7] Die Suche nach der Ursache des Schmerzes ist zweifellos notwendig und kann nicht übersprungen werden. Aber was eigentlich als ein *erster* Schritt betrachtet werden müsste, wird für viele Menschen zum einzigen Schritt, zu einem lebenslangen Weg.

Wichtig ist, dass dieser notwendige erste Schritt auch überwunden werden muss, wenn er nicht zur Dingfestmachung führt. Wir hätten die Welt gerne so, dass wir für alle Phänomene eine objektive Erklärung parat haben – aber die Welt ist nun einmal nicht so, wie wir sie gerne hätten. In den meisten Fällen lässt sich eine solche objektiv-sichtbare Ursache für den Schmerz nicht ausfindig machen, und dann gilt es, die eigene Energie nicht mehr darauf, sondern auf andere Ziele zu lenken. Dass wir das dingfest zu Machende grundsätzlich vorziehen, ist freilich zunächst verständlich. Denn sobald man eine verobjektivierbare Ursache für den Schmerz gefunden hätte, wäre der Schmerzpatient entlastet. Er würde endlich eine Legitimation erhalten für sein Schmerzempfinden. Es ist zu einem Grundproblem von Schmerzpatienten geworden, dass sie ständig in einer Atmosphäre der Delegitimation leben, also in der Angst, jemand könnte ihnen unterstellen, dass sie aufgrund von fehlenden „Ursachen" eigentlich nicht dazu legitimiert seien, Schmerzen zu haben, dass sie sich diese nur einbilden oder gar simulieren. Es sind dies die spezifischen Ängste einer mechanistisch denkenden Gesellschaft, die für alle Phänomene objektivierbare Erklärungen „sehen" möchte. Dass der Schmerz sich aus einer komplexen Konstellation des eigenen Lebens in seiner physischen, psychischen und sozialen Bestimmtheit ergibt, und nicht sichtbare, allenfalls hörbare Ursachen hat, lässt sich in einer auf Naturwissenschaft und Technik ausgerichteten Welt nur schwer plausibel machen.

Der Schmerzpatient als Gegenlicht zum Unternehmer seiner selbst

Eine einseitig mechanistisch konzipierte Welt bringt Mythen hervor, die es vor allem dem Schmerzpatienten schwer machen, sein Leben zu leben. Der gravierendste Mythos unserer Zeit ist der Mythos der Kontrolle. Wir gehen stillschweigend davon aus, dass der Schmerz etwas ist, das sich prinzipiell abstellen lässt, eine Art grundsätzlich reparabler Defekt. Das hat etwas mit den Machbarkeitsvorstellungen einer einseitig naturwissenschaftlich-technisch orientierten Gesellschaft zu tun.[8] Dieser Machbarkeitsglaube kulminiert heute jedoch in einer ökonomistischen Auffassung vom Menschsein. Wir setzen voraus, dass jeder Mensch ein Unternehmer seiner selbst sei und dass er lediglich die richtigen Instrumente zu wählen brauche, um sein „Biokapital" am besten zu nutzen. Dadurch erscheint jedes menschliche Problem einseitig als Herausforderung an ein gutes Management. Wir reduzieren Probleme des Menschen auf Managementprobleme und suggerieren damit nicht weniger, als dass es allein vom Einzelnen abhinge, ob das Problem behoben oder aber in die Länge gezogen oder gar nicht „gemeistert" wird. Diese Grundüberzeugung unserer Zeit versetzt die Patienten – und ihre Therapeuten – unter einen schier unerträglichen Erfolgsdruck. Dem Patienten wird vermittelt, dass er sich um sein Schmerzproblem zu kümmern habe, um wieder reibungslos zu funktionieren. Auf die Behandelnden wird diese Erwartung übertragen, damit sie dafür Sorge tragen, dass die Schmerzen endlich behoben, endlich abgestellt werden. Je weniger aber den Ärzten und Therapeuten das Abschalten des Schmerzes gelingt, desto mehr geraten die Patienten in

Legitimationsnot. Sie beschreiben ihre Schmerzen immer drastischer, um nicht suggeriert zu bekommen, sie bildeten sich diese nur ein. Und umso machtloser fühlen sich wiederum die Therapeutinnen und Therapeuten angesichts dessen, dass sie diese Schmerzen nicht unterbinden können. Diese Spirale kann über Jahre gehen: Eine Untersuchung folgt auf die andere, eine Therapiemethode löst die andere ab, immer mit dem Ziel, den Schmerz irgendwann endgültig zu besiegen.[9]

Dieses Ziel ist aber in vielen Fällen ein falsch gewähltes Ziel. Es ist das Ziel einer Welt, die von einem Kontrollimperativ durchherrscht wird. Der Imperativ der Kontrolle hinterlässt vor allem beim Patienten Gefühle des Versagens, ja bisweilen sogar Gefühle der Schuld. Er fühlt sich selbst verantwortlich dafür, dass er noch nicht beschwerdefrei ist, weil er vermeintlich etwas falsch gemacht oder es eben noch nicht geschafft hat, die richtige Therapie zu finden, den richtigen Therapeuten, die richtige Methode. Er hätte es im Grunde schaffen *können*, aber tatsächlich hat er versagt – das ist das verhängnisvolle Credo, das dahinter lauert. Dieses Credo ist sehr gefährlich, weil es dazu führt, dass der Patient sich selbst unter Druck setzt und seine Therapeuten sukzessive mit in den Druck einbezieht. Der Druck, den Schmerz unbedingt loszuwerden, kann *à la longue* zu einer Fixierung auf den Schmerz führen, die dem Leben komplett im Weg stehen wird. Was dem Schmerzpatienten somit zum Verhängnis wird, ist nicht allein der Schmerz, sondern die einer Machbarkeitsideologie entsprungene Vorstellung, der Schmerz sei prinzipiell zu besiegen, wenn man nur die richtige Methode findet. Erst Jahre des Lebens mit dem Schmerz führen die Menschen an die Erkenntnis heran, dass es mit dem Schmerz möglicherweise eine andere Bewandtnis hat als mit anderen Erkrankungen. Dass der Schmerz eben nicht prinzipiell reparabel ist, sondern dass er sich unbeirrt festmachen kann in einem Leben und dass man daher seinen Frieden nicht finden kann, wenn man ihn als einen zu bekämpfenden Feind betrachtet. Bis diese Erkenntnis heranreift, müssen zahlreiche Patienten durch überaus leidvolle Erfahrungen hindurch, die der Schmerz ihnen auferlegt.

Schmerzenhaben als persönliches Versagen?

Die schwerwiegendste Erfahrung ist dabei die „Unkontrollierbarkeitserfahrung"[10] des Schmerzes. Anzuerkennen, dass der Mensch den Schmerz nicht selbst in der Hand hat, ist sehr schwer, da es kaum mit unserem Selbstbild als autonome Wesen vereinbar scheint. Jede Therapie des Schmerzpatienten wird ohne eine gleichzeitige Therapie seines Kontrollbedürfnisses erfolglos bleiben. Es ist von großer Bedeutung, den Patienten zu öffnen für die rationale Einsicht, dass es nicht an ihm, an seinem Willen oder an seinen Fähigkeiten liegt, wenn er den Schmerz nicht kontrollieren kann, sondern dass es am Phänomen des Schmerzes selbst liegt, dass er sich der Kontrolle versagt. Wenn es schon nicht möglich ist, den Patienten von seinen chronischen Schmerzen einfach so zu befreien, so ist es doch möglich, ihn zumindest von seinem Gefühl des persönlichen Versagens zu entlasten. Patienten mit chronischen Schmerzen fühlen sich massiv unter Druck, weil sie glauben, dies der Gesellschaft schuldig zu sein – der Krankenkasse, dem Arbeitgeber, ja selbst den Freunden. Sie halten oft krampfhaft an der irrigen Vorstellung fest, sie könnten es irgendwie schaffen, ihren

Schmerz in Schach zu halten, da ihnen ja auch unablässig suggeriert wird, er sei eigentlich ein behandelbares und kontrollierbares Übel. Und je öfter sie in diesem Ansinnen scheitern, desto mehr schlittern sie in eine Ohnmachtsempfindung hinein, die ihnen nicht nur das Gefühl des Ausgeliefertseins verleiht, sondern darüber hinaus das Gefühl des persönlichen Versagens und der Schuld.

Gefangen und doch frei – der Schmerz als Bewältigungsaufgabe

Was folgt aus alledem? Wie schon angedeutet, liegt das Grundproblem vieler Therapien darin, dass sie eine Zielsetzung verfolgen, die – so verständlich sie auch sein mag – in den meisten Fällen von vornherein zum Scheitern verurteilt ist. Denn das einseitige Ziel, den Schmerz zu bekämpfen, führt in vielen Fällen dazu, dass die Schmerzpatienten damit nicht nur den Schmerz, sondern auch ihr Leben bekämpfen. Durch eine Fixierung auf den Schmerz als einen Feind, den man ständig im Auge behalten muss, ersticken viele Menschen die verbleibenden Freiheitsmomente, die es ihnen erlauben würden, ihr Leben zu leben (dieses Phänomen werden wir im Kapitel zum Thema Krebs wiederfinden). Der Schmerz, so haben wir gesehen, macht sich breit im Leben und diktiert dem Menschen ein Leben auf, das von dem eines Nicht-Schmerz-Patienten abweicht. Aber durch die einseitige Fixierung auf die Beseitigung des Schmerzes wird diesem ein Raum und eine Wirkmacht verliehen, die ihm eigentlich nicht zukommen müssten. Das Problem der Feindesmetapher besteht darin, dass der Schmerz dadurch eine so tragende Rolle erhält, dass die Menschen vergessen, dass sie auch als Menschen mit Schmerzen noch Freiheitsräume haben, die jenseits des Schmerzes liegen. Vielen Schmerzpatienten wird ihre Freiheit nicht allein durch den faktischen Schmerz verunmöglicht, sondern durch ihre Angst vor ihm. Hier gilt es, einen Umgang nicht nur mit dem Schmerz, sondern vor allem mit der Angst vor dem Schmerz einzuüben. Es gibt eine Zeit vor dem Schmerz und eine Zeit danach. Diese Zeiten dürfen nicht vom Schmerz voll in Anspruch genommen werden, sondern man muss offen für die Erfahrung bleiben, dass man auch in dieser Zeit noch Freiheit hat.

Dem Schmerz selbst kann man nicht ausweichen. Das macht ihn aus. Aber man kann verhindern, dass der Schmerz sich so breit macht im Leben, dass gar nichts mehr möglich ist. Der Schmerz erzwingt, sein Leben neu einzurichten, aber er ist nicht das Ende des Lebens, sondern eine Aufgabe. Eine Aufgabe, sein Leben so zu ändern, dass die verbleibenden Residuen der Freiheit zur Geltung kommen können. Schmerztherapie kann daher nicht allein Kampf gegen den Schmerz bedeuten, sondern sie muss auch und vor allem bedeuten: Einsatz für das Leben mit dem Schmerz. Der Schmerz ist unwillkommen, er ist widrig, man wird sich nie mit ihm anfreunden können – aber man kann sich mit ihm arrangieren, so arrangieren, dass man ihn sozusagen als unwillkommenen Gast im Hause behält und dennoch mit ihm leben kann, auch wenn man ihn lieber draußen hätte.[11] Um ein Leben mit dem Schmerz zu erlernen, müssen wir seinen Einfluss auf unser Leben zurückschrauben. Wir dürfen nicht zulassen, dass er Einfluss auf das *gesamte* Leben nimmt. Er nimmt unweigerlich Einfluss, aber eben nur auf einen Teil des Lebens, nicht auf alles. Der Mensch kann nicht bestimmen, wann der Schmerz kommt, er kann nicht bestimmen, ob er den Schmerz haben möchte oder nicht, weil der Schmerz sich dem Menschen ohne zu fragen einfach aufdrängt. Aber er kann bestimmen, welche Erfahrung er mit seinem ungebetenen Gast macht. Er kann bestimmen, ob er die Erfahrung der absoluten Sinnlosigkeit des Lebens macht oder ob er sich der Erfahrung öffnet, dass der Schmerz ihm auch Ressourcen aufzeigt, Ressourcen, über die jeder Mensch verfügt. Ressourcen, sich eben so oder so zum Schmerz zu verhalten, seiner Totalisierungstendenz zu widerstehen und sich somit gegen den Tyrann zu behaupten. Sich zu behaupten, nicht in der Weise, dass man den Schmerz kontrolliert und verhindert, sondern so, dass man ihm zeigt, dass er nur Gast ist und nicht der Herr im Haus.

Vor diesem Hintergrund kann eine sinnvolle Therapie des Schmerzpatienten nur darin bestehen, ihm das zurückzugeben, was ihm der Schmerz und seine soziale Umwelt immer wieder aufs Neue nehmen: das Gefühl der Wertigkeit seines Lebens, das Gefühl, Reste von Handlungsfähigkeit, Reste von Freiheiten in sich zu tragen. Menschen mit chronischem Schmerz sind darauf angewiesen zu lernen, der Zukunft ihres Lebens mit dem Schmerz zu vertrauen und nicht zurückgewandt, mit einem nostalgischen Blick auf ein oft verklärtes Leben ohne den Schmerz zu leben.[12] Vielleicht wird es wieder ein Leben ohne Schmerz geben, wer weiß? Vorerst steht ein Leben mit dem Schmerz bevor, aber auch dieses Leben hält Freiheitsgrade offen. Man muss sie sich nur neu erschließen, man muss sich öffnen für die nicht selten verkümmerten Ressourcen, die jeder Mensch in sich trägt, die aber erst mobilisiert werden müssen. Und dieser Mobilisierungsprozess ist oft nur möglich, wenn man angeleitet wird durch einen professionellen Helfer, der sein Therapieziel neu zu definieren gelernt hat: kein Kampf gegen den Schmerz, sondern ein Ringen für ein Leben mit dem Schmerz, ein Leben, das gelernt werden kann, sobald man das Credo der grundsätzlichen Machbarkeit der Welt abgelegt hat. Dieser Gedanke ist es, der das große Thema Schmerz verbindet mit dem nächsten großen Thema, dem Krebs, das wir im folgenden Kapitel behandeln wollen.

2. Krebs – das Herausgeworfensein aus der Normalität

> *„Die Medizin hat die Aufgabe, den Kranken nicht nur am Leben, sondern im Leben zu halten"*
>
> (ALMUTH SELLSCHOPP)

Krebs – schon das Wort ist furchteinflößend. Es trägt einen solchen metaphorischen Überbau mit sich herum, dass es allein vom Wort her schon Angst macht und Unheil erwarten lässt. Das Wort Krebs stellt in gewisser Weise noch immer eine Art Todesmetapher dar. Die Verbindung dieser Krankheit mit unabänderlichem Leid, Siechtum und Sterben lässt daher die Diagnosestellung zu einem traumatischen Ereignis werden. Wenn vor dem Hintergrund eines so assoziationsbeladenen Namens auch noch von „bösartig" gesprochen wird, tritt die Unheilserwartung umso unumstößlicher auf. Der Krebs als das Bös-artige. Die Soziologin und Medizinhistorikerin Barbara Duden spricht kritisch von „Onkophobie", von der „Verkrebsung" als einem „gesellschaftsentkörpernden Schreckgespenst in der Risiko-Gesellschaft"[1]. Das heißt ja, dass nichts gut werden kann mit Krebs. Mit dieser semantischen Hypothek startet also diese Krankheit, erhält man eine entsprechende Diagnose. Aber man muss hier nicht stehenbleiben. Es lohnt sich, näher hinzuschauen. Was geschieht mit einem, wenn man von der Erkrankung erfährt? Was heißt es, ein Krebskranker zu sein? Im Blick auf eine Medizin der Zuwendung zeigt gerade die Krebserkrankung auf, wie wichtig es ist, zu verstehen, was der Patient selbst empfindet, erlebt, durchlebt, erfährt, wenn er sich mit dieser Diagnose konfrontiert sieht. Es gilt, wie Susan Sontag es in ihrem berühmten Essay formulierte, „zu zeigen, dass Krankheit *keine* Metapher ist und dass die ehrlichste Weise, sich mit ihr auseinanderzusetzen – und die gesündeste Weise, krank zu sein –, darin besteht, sich so weit wie möglich von metaphorischem Denken zu lösen"[2]. Sieben Punkte dazu.

1. Diagnose Krebs als abrupte Unterbrechung der Normalität

In seinem *Tagebuch einer Krebserkrankung* hat der Regisseur Christoph Schlingensief eindringlich wie kaum ein anderer seine Empfindungen zur Diagnose Krebs wie folgt ausgedrückt: „Wie eine Trennung kommt mir das alles vor. Eine Trennung von der Normalität. Diese Normalität ist verletzt, hat mich verlassen."[3] Dieses Zitat macht deutlich, wie nachhaltig die Diagnose alles außer Kraft setzt, wie sie die Normalität durchbricht. Alles gerät ins Wanken; es ist, als käme der Lauf des Lebens abrupt zum Stillstand und jeder Halt ginge verloren. Die Diagnose Krebs hat zunächst etwas Traumatisierendes, weil sie mit einer solchen Entschiedenheit und Gnadenlosigkeit in das eigene Leben einbricht, dass man sich ihrer nicht erwehren kann. Es ist schlicht unmöglich, ihr auszuweichen, denn sie lässt keinen Spielraum für Deutungen offen. Die Diagnose Krebs setzt Fakten, die nicht relativiert werden können. Sie führt dem Menschen schmerzlich vor Augen, dass es ein Leben vor der Diagnose und ein Leben danach gibt, ein Leben im Reich der Gesunden und ein Leben im Reich der Kranken, und dass man mit der Diagnose die Fronten gewechselt hat.

Man gehört nun nicht mehr dem bis dahin so selbstverständlich geglaubten Reich der Gesunden an, sondern wird brüsk dem Bewusstsein einer Brüchigkeit der gesamten Existenz ausgesetzt.

Die Tragweite dieser Bewusstwerdung ist kaum zu überschätzen. Denn plötzlich beginnt man zu vergleichen. Man vergleicht dieses jetzige Leben mit dem, das man vorher gelebt hat, man vergleicht das jetzige Bewusstsein mit der Unbeschwertheit vor der Diagnose, man vergleicht die jetzigen Perspektiven mit denen, die man bis dahin irgendwie selbstverständlich vorausgesetzt hatte. Und dieser Abgleich ist so schmerzhaft, dass man nahezu unweigerlich in eine tiefe Krise stürzt, in einen Zustand der Bodenlosigkeit. Diese Bodenlosigkeit zeigt sich daran, dass die Vorstellungen vom Leben, die bisher als fraglos angenommen wurden, in Frage gestellt werden und dass das, was man bislang meinte, vom Leben erwarten zu dürfen, radikal außer Kraft gesetzt wird.

Die Diagnose Krebs bedeutet somit zunächst einmal einen Halteverlust, weil man herauskatapultiert wird aus der bisherigen Normalität. Man wird in eine fremde Welt geworfen, in der man sich nicht auskennt und in der man zunächst vergeblich nach Orientierung sucht. Die Welt, in der man sich nun wiederfindet, wird als eine unsichere, unvertraute und ungeborgene Welt erfahren. Viele Patienten beschreiben diesen Zustand als einen „Fall in ein tiefes Loch", als ein Hineinfallen in eine absolute Ratlosigkeit – und gerade weil sie in diesem Moment überhaupt nicht mehr wissen, was sie tun sollen, unterwerfen sie sich geradezu blindlings dem medizinischen Regime. Das zeigt, wie groß die Verantwortung der Ärztinnen und Ärzte in dieser Situation des absoluten Orientierungsverlustes ist.

2. Verlust der Kontrolle über das eigene Leben

Das Erschütternde der Krebsdiagnose liegt zunächst einmal in dem Gefühl, die Kontrolle über das eigene Leben zu verlieren. Diese Diagnose führt dem Menschen schmerzhaft vor Augen, dass die Vorstellung eines Lebens, das man bis ins Kleinste nach eigenen Vorstellungen planen und gestalten könne, eine Illusion war. Die Krebsdiagnose durchkreuzt die bisher gültigen Lebenspläne, sie durchbricht die Kontinuitätserwartung, die Erwartung, dass alles wie geplant und wie gewohnt so weitergehe. Das ist das Erste, was man sich klarmachen muss: Man lebt mit bestimmten Zukunftskonzepten und in der Annahme, man sei der Autor dieser Konzepte des guten Lebens. Man ist die ganze Zeit davon überzeugt, das Leben in der eigenen Hand zu haben – und dann bricht die Diagnose Krebs ein und lässt das Leben nicht mehr als ein aktiv zu gestaltendes in Erscheinung treten, sondern als etwas, das sich der eigenen Kontrolle entzieht, das nicht beeinflussbaren Gesetzen folgt.

Die Diagnose verweist den Menschen – oft zum ersten Mal – auf seine leibliche Angewiesenheit und erzwingt ein neues Selbstverständnis, in dem nun die Krankheit den Takt vorgibt und die Zukunft bestimmt. Sie verändert auf diese Weise unweigerlich die Selbstdeutung des Menschen und sein Verhältnis zum eigenen Körper. Bislang hatte man den eigenen Körper in unbeschwerter Manier als ein Instrument benutzt, um seine Ziele zu erreichen, er fungierte als Vehikel der eigenen Vorstellungen vom guten Leben. Mit der Krebsdiagnose meldet er sich sozusagen von sich aus zu Wort, fordert ein und stellt sich den Lebensplänen in den Weg. Durch die Diagnose empfindet der Mensch schmerzhaft seine leibliche Verfasstheit, denn der Körper macht durch den Krebs auf sich aufmerksam und verlangt unerbittlich, dass man nunmehr die gesamte Aufmerksamkeit auf ihn richte.

Der Krebs ist hier insofern etwas Besonderes, als er dem Menschen vor Augen führt, dass nicht ein Agens von außen, ein Bakterium, ein Gift oder ein Unfall den Körper angegriffen hat, sondern dass es körpereigene Zellen sind, von denen die Bedrohung ausgeht. Mit dem Krebs im eigenen Inneren erhält der eigene Körper zum ersten Mal einen Anstrich von Feindlichkeit, von Unberechenbarkeit, ja von Heimtücke. Und je mehr man sich diesen Blick auf den eigenen Leib zu eigen macht, desto mehr distanziert man sich und durchlebt eine Entfremdung von seinem Körper. Letzten Endes kann man die Willfährigkeit, mit der sich viele Patienten dem Regime der Chemotherapie unterwerfen, nur vor diesem Hintergrund verstehen und einordnen. Denn im Angesicht eines radikalen Kontrollverlustes ruft der chemotherapeutische „Kampf" gegen den Krebs Vorstellungen von Beherrschung und Macht hervor; solange man kämpft, kommt man sich als kranker Mensch nicht ganz so ausgeliefert vor, man erhält das Gefühl der „Inangriffnahme" des Krebses, und dies selbst dann, wenn nahezu alle wissen, dass dieser Kampf nicht zu gewinnen sein wird. Der Kampf, er ist eben ein Gegengewicht zum nicht aushaltbaren Verlust der Kontrolle über sein Leben.

3. Verlust der leiblichen Geborgenheit

Krebs zu haben ist auch deshalb eine tiefgreifende Erfahrung, weil sie die eigene Identität verändert. Diese Veränderung beginnt damit, dass einem der eigene Körper fremd wird. Das Hereinbrechen der Diagnose bedeutet ein vorläufiges Ende des Sich-geborgen-Fühlens in sich. Der eigene Körper verliert seine bisherige Selbstverständlichkeit, weil er etwas ausgebrütet hat, was man nicht spüren konnte und wohl auch nicht erwartet hätte, und nun lebt man in einem Körper, von dem man nie wissen kann, was er als nächstes tun wird. Der eigene Leib wird zu einem fremden Körper, vor dem man auf der Hut zu sein hat. Dieses Auf-der-Hut-sein, diese ständige Angst, er könnte wieder etwas Neues ausbrüten, bedeutet ein Ende der Vertrautheit mit dem eigenen Körper. Dieser Vertrautheitsverlust bezieht sich nicht nur auf die immer denkbare Möglichkeit eines Rezidivs oder versteckter Metastasen oder sonstiger Rückfälle, sondern auch darauf, dass man mit dem eigenen Körper nicht mehr so verlässlich rechnen kann wie bisher. Die Krebserkrankung geht mit enormen Schwankungen einher; mal ist man voller Energie, mal wieder vollkommen abgeschlagen, und man weiß nie, wie es am nächsten Tag sein wird. Der Körper diktiert einfach neue Regeln, die man nie komplett durchschaut. Er hebt die gewohnte Ordnung schlicht und einfach auf.

Dass er sich mit einer verloren gegangenen Ordnung, mit einem Verlust der Vertrautheit mit seinem Körper, aber auch mit einem Verlust des Sich-verlassen-Könnens auf die eigene physische Befindlichkeit konfrontiert sieht, ist wohl eine der gravierendsten Erfahrungen des krebskranken Menschen. Wenn einem der Körper aber immer fremder wird und unberechenbarer, dann tritt etwas auf, was man als einen Identitätsbruch bezeichnen muss, einen Bruch dahingehend, dass die Einheit von Selbst und Körper nicht mehr besteht. Das Ich und der Körper werden nun als Getrenntes wahrgenommen, als stünde der Körper unter einem fremden Einfluss. Es ist nicht mehr die eigene Befindlichkeit, die dem Körper sein Sein aufprägt, sondern eine fremde Entität – die Krankheit –, die dem Körper rücksichtslos ihre eigenen Gesetzlichkeiten aufdrückt. Die neue Beziehung zum eigenen Körper ist somit nicht mehr eine Beziehung der Behaglichkeit und Vertrautheit, sondern eine Beziehung des In-Schach-Haltens, eine Beziehung des Sich-bedroht-Fühlens, eine Beziehung des tiefen Unbehagens. In einprägsamer Weise hat Maxie Wander dieses Gefühl in ihrem Buch *Leben wär' eine prima Alternative* in der folgenden Metapher festgehalten: „An Krebs zu denken ist, als wär' man in einem dunklen Zimmer mit einem Mörder eingesperrt. Man weiß nicht, wo und wie und ob er angreifen wird."[4] Man kann es auch so sagen: Etwas, was man bislang als Teil seiner selbst angesehen hat, wird durch die unberechenbare Krankheit zu etwas Fremdem, zu etwas, was nun permanent und unablässig unter Kontrolle gebracht werden muss. Dies fällt mit der Erfahrung zusammen, dass sich der Körper in einer Weise wandelt, die sich dem eigenen Zugriff entzieht und somit ein neues Körperschema erzwingt, das in das eigene Lebenskonzept und vor allem in das eigene Selbst zu integrieren eine besondere Herausforderung darstellt.

Diese besondere Herausforderung geht nicht selten damit einher, dass der Alltag selbst zur Last werden kann. Wenn man spürt, dass durch die körperlichen Auswirkungen des Krebses das Bewältigen von Aufgaben, die bis dahin selbstverständlich waren, immer wieder zu fast unüberwindbaren Hürden anwächst, dann fällt man zunächst einmal in radikaler Weise auf sich selbst zurück. Auch die kleinste Unternehmung wird zu einer Mammutaufgabe, die minuziös vorgeplant und bis in jedes Detail auf ihre denkbaren

Vereitelungsmöglichkeiten hin durchdacht werden muss. Wenn selbst das Einsteigen in den Zug oder der Gang zum Bäcker zu einer Großaufgabe werden, läuft man Gefahr, zu vereinsamen, weil man durch diese Radiusverengung nicht selten die Kraft verliert, sich diesen Aufgaben trotz der hohen Hürden zu stellen.

Und noch etwas kommt hinzu: Wird mit dem Widrigwerden der alltäglichen Verrichtungen die körperliche Manifestation des Krankseins offenkundig, verliert man etwas, was man bislang kaum als Wert wahrgenommen hatte, nämlich die Möglichkeit der Anonymität, die Möglichkeit, in der Menge zu verschwinden und im Alltäglichen sozusagen unsichtbar für die Anderen zu bleiben. Die körperlichen Manifestationen lähmen einen auf der einen Seite, machen einen jedoch auf der anderen Seite unübersehbar groß für die Anderen, die sofort über diese körperlichen Veränderungen stolpern und sich damit auch in ihrem Verhalten zu einem selbst vollkommen ändern. Da gibt es solche, die vor lauter Unsicherheit nicht wissen, wie sie mit einem reden sollen und daher lieber so tun, als sähen sie einen nicht. Ihnen gegenüber erlebt man sich als Gemiedenen, als einen, der ein Stigma angeheftet bekommen hat. Und dann gibt es diejenigen, die sich bestürzt zeigen, mitleidsvoll und nachfragend. Auch mit ihnen wird es zunehmend unmöglich, ein „normales" Gespräch zu führen wie früher. Alles konzentriert sich nun auf die sichtbaren körperlichen Zeichen; man ragt plötzlich heraus aus dem Meer der „Normalgesunden", man wird herausgehoben und kann nicht mehr ungezwungen mit der Umwelt interagieren, da sich die „Stigmata" unversehens in den Vordergrund drängen. Häufen sich aber Situationen, in denen man plötzlich mit Fragen konfrontiert oder auch nur Blicken ausgesetzt wird, gerät jede Unternehmung zu einer doppelten Herausforderung: zu der Herausforderung, eine Aufgabe schlicht physisch zu bewältigen, und zugleich zu der Herausforderung, Menschen ausgesetzt zu sein, die nahezu automatisch dazu neigen, einen aus dem normalen Lauf herauszuheben und in Gespräche über die besondere Krankheit zu verstricken.

Die Normalität ist somit in doppelter Weise aufgehoben, sowohl im Blick auf die Bewältigung von Alltagssituationen als auch im Blick auf die alltäglichen Interaktionen. Daraus kann die Gefahr erwachsen, dass der krebskranke Mensch nicht nur Widrigkeiten ausgesetzt ist, sondern sich selbst der Konfrontation mit diesem Normalitätsbruch zunehmend entzieht und damit einen sozialen Rückzug antritt. An Krebs erkrankte Menschen sind daher von sozialer Isolation bedroht, und zwar nicht nur dadurch, dass sie in ihrem Bewegungsspielraum und ihrer Alltagsbewältigung eingeschränkt werden, sondern weil es ihnen unmöglich gemacht wird, sich in ihrem Kranksein als normal zu erfahren.

4. Abschied von der Verlässlichkeit der Zukunft

Die Herausforderung der Krebsdiagnose liegt nicht allein im Verlust einer weiten Perspektive auf die Zukunft – sie ist mehr als das. Nicht nur ihre Weite wird der Zukunft genommen, sondern zugleich ihre Berechenbarkeit, Kalkulierbarkeit, ja Verlässlichkeit. Der Krebs geht mit einer Grundbedrohung einher, die man nicht mehr loswird. So wird die Zukunft nicht nur enger, sondern vor allem weniger planbar. Man kann etwas anfangen und weiß doch nicht, ob man es auch zu Ende bringen wird. Das hat zunächst einmal etwas Lähmendes. Und immer wieder taucht die Frage auf: Lohnt es sich überhaupt noch? Was lohnt sich überhaupt? Dies ist ja auch der Grund, warum nahezu jeder Arzt, der mit onkologischen Patienten zu tun hat, immer wieder mit der Frage konfrontiert wird: „Wie lange noch?" Das klingt wie: Wie viel von meiner Lebenszeit muss ich abschneiden? Und doch liegt das Tragische nicht allein am Abschneidenmüssen, also an dem Verlust von stillschweigend angenommener Zeit, es liegt an der Veränderung der Perspektive, an der Veränderung der noch verbliebenen Zeit selbst. Die noch verbliebene Zeit ist eine Zeit von ganz anderer Art. Sie ist im Grunde unverfügbarer als die bis dahin implizit antizipierte Zeit; sie ist etwas, was man nicht mehr einkalkulieren kann – und wird gerade dadurch in gewisser Weise zu einer geschenkten Zeit. Die Zeit hat ihre Selbstverständlichkeit verloren, und gerade deswegen kann sie zu einer Zeit der Dankbarkeit werden. So tragisch die Diagnose ist, sie verändert alles, vor allem die eigene Einstellung zur Zeit und somit zur Welt. Diese Einstellung öffnet den Raum für das Gefühl der Demut, weil man anerkennen muss, dass man die Zeit, die bevorsteht, nicht selbst einfach festzurren und beherrschen kann. Man kann auf sie nur hoffen (siehe Kapitel 7).

Hier wird etwas Grundlegendes deutlich. Das Leben mit Krebs bewegt sich in einem Verhältnis der Ambivalenz. Da ist auf der einen Seite die Dankbarkeit um jeden Tag, den man leben darf, und da ist zugleich das dumpfe Grundgefühl der Angst, der Angst um die ungewisse Zukunft, der Angst darüber, was einem wohl noch alles bevorsteht. Diese Ungewissheit und Unplanbarkeit im Blick darauf, was die Zukunft bereithält, kann ein nagendes Gefühl sein, das einen handlungsunfähig machen und in die innere Resignation stürzen kann. Aus der tief sitzenden Angst vor der Zukunft bewirkt der Krebs letzten Endes, dass die Menschen vollständig auf die Gegenwart verwiesen werden. Der krebskranke Mensch lebt wie kaum ein anderer in seiner Gegenwart. Denn der Blick in die Zukunft ist durch ihre Unberechenbarkeit verstellt und der Blick in die Vergangenheit oft so schmerzhaft, dass er vermieden wird. Das Zurücksehen in eine Zeit, in der man in Unbeschwertheit lebte, ohne sich darüber im Klaren zu sein, *wie* unbeschwert man war, dieses Zurücksehen tut unendlich weh, weil man spürt, dass diese Zeit ein für allemal vergangen ist. Der Blick in die Vergangenheit gleicht dem Blick in eine Zeit, als man noch ein ganz anderer war, und die jetzt schmerzt, weil sie unwiederbringlich geworden ist. Die unwiederbringliche Vergangenheit und die unhandhabbare Zukunft verweisen den krebskranken Menschen auf sein Hier und Jetzt, denn dies ist das Einzige, was er fassen kann, das Einzige, womit er konkret umgehen kann, das Einzige, was als greifbare Realität übrig bleibt. Und doch hält die schmerzhaft in Erinnerung gerufene Endlichkeit des eigenen Lebens dazu an, das vergangene Leben zu bilanzieren. Die Krebserfahrung ist einerseits eine gegenwartsmächtige Erfahrung und zugleich eine Erfahrung des Bilanzierenwollens, eine Erfahrung der Suche nach dem Gehalt, der im Hinblick auf das immer mehr stattgehabte Leben übrig bleiben könnte.

5. Metamorphose

Die Erfahrung, Krebs zu haben, bedeutet zunächst Zerstörung. Sie bedeutet vor allem eine Zerstörung der bisher eingeplanten Zukunft, der bisher so selbstverständlichen Perspektiven. Auch bedeutet sie ein Außerkraftsetzen der bisher gültigen Orientierungen, und sie führt zunächst zu einer Orientierungslosigkeit, zu einem Leben, bei dem man glaubt, ins Nichts zu stürzen. Die Krebsdiagnose stellt einen Sturz aus dem bisher gewohnten Leben dar, einen Sturz aus seiner Selbstverständlichkeit, ein Herausgeworfensein aus dem Zustand der Selbstvergessenheit. Dieses Herausgeworfensein ist eine tiefe Krise, und es ist unklar, was am Ende dieser Krise stehen wird. Zunächst überwiegt die Angst, die Leere, die zur Illusion gewordene Zukunft. Und doch lebt man weiter, und dieses Weiterleben wandelt sich zu einem Zustand des Lernens, denn man braucht Zeit, um den Zustand der Hilflosigkeit zu verlassen und neu leben zu lernen. Neu leben zu lernen geht nur, wenn es gelingt, die Zukunft, die man nicht mehr so planen kann wie früher, dennoch zuzulassen. Das neue Leben ist ein Leben der zaghaften Annäherung an eine nicht greifbare Zukunft, an eine Zukunft, die man eben nicht packen, sondern lediglich auf sich zukommen lassen kann. Beherrschend ist hier das Moment der Zaghaftigkeit. Erst langsam wächst man in ein Selbstverständnis hinein, das es einem erlaubt, auch das nicht Greifbare so anzunehmen, wie es ist, und innerhalb dieser nicht greifbaren Zukunft dennoch neue Orientierung zu finden. Zunächst möchte man einfach nicht daran denken, was wohl in einigen Jahren sein wird, denn dieser Gedanke macht Angst. Und doch wird einem mit jedem Tag, den man neu erlebt, bewusst, dass das Leben doch irgendwie weitergeht, dass es eben doch eine Zukunft gibt, und sei es die Zukunft einer neuen Woche, die man erleben durfte. Was in einem Jahr sein wird, daran möchte man gar nicht denken – aber diese eine Woche, sie war reell da. Und so nähert man sich der nächsten Woche, lässt diese zu, zaghaft zwar, und doch mit einer immer stärker werdenden Gewissheit, dass es auch in dieser so weggebrochenen Sicherheit der Zukunft möglich ist, zu sein, zu leben, zu empfinden, tief zu fühlen.

Was im Verlauf der Erkrankung geschieht, ist nicht weniger als eine Metamorphose, und zwar eine Metamorphose der Zukunftsziele bis hin zur Metamorphose der eigenen Persönlichkeit. Zu Beginn der Erkrankung fällt man zunächst ins Bodenlose; es ist nicht möglich, in dieser Phase neue Ziele zu formulieren, denn alle Sicherheit ist weggebrochen, und man gerät in einen Zustand der völligen Unerfahrenheit. Man hat keine Erfahrung im Umgang mit einer solchen Situation, man weiß nicht, was einem bevorsteht, man weiß nicht, wie es weitergeht, da die Krankheit und deren Verlauf als etwas völlig Fremdes in Erscheinung treten. Man muss sich zunächst mit ihr vertraut machen, Erfahrungen sammeln, um überhaupt handlungsfähig zu werden. Scheint also die Zukunft zunächst außerhalb jeder Kontrolle zu sein, so lernt man doch mit der Zeit, auch innerhalb einer ungewiss gewordenen großen Zukunft eine Handhabbarkeit der kleinen Zukunft zu erkennen und sich innerhalb dieser zu bewegen. Dies stellt eine einschneidende Erfahrung dar, die der Krebs einem auferlegt, die Erfahrung nämlich, dass man selbst nicht alles aktiv gestalten kann, dass aber das, *was* man gestalten kann, nunmehr einen ganz neuen Wert erhält. Der Verlust von Gestaltungsräumen bezogen auf die Zukunft geht einher mit einer Aufwertung der Gestaltungsräume im Hier und Jetzt.

Die Zeit ist enger, die Planbarkeit geringer, aber die verbliebene Zeit wird bewusster in Angriff genommen, sie wird in gewisser Weise veredelt durch das Bewusstsein der enger gewordenen Zeit. Die Krankheit kann hier geradezu als Katalysator fungieren, als existenzieller Anstoß zu einem Neuanfang. Sie erscheint somit in ihrer Doppelgestalt als traumatisierendes Lebensereignis und zugleich als Entwicklungschance. Durch die Krankheit verliert man die Weite des Zeithorizonts und gewinnt doch an Tiefe. Die Tiefe entsteht durch das bewusstere Leben, durch die viel bewusstere Wahl der eigenen Präferenzen, aber auch der Beziehungen. Man wird wählerischer, erkennt bisher hingenommene sinnentleerte Beziehungen oder Tätigkeiten und konzentriert sich auf das, was einem wirklich wichtig ist. Es verändert sich das Zeitbewusstsein, und der Umgang mit der kostbarer gewordenen Lebenszeit bekommt einen völlig neuen Charakter. Das Bewusstsein, schwer krank zu sein, hält einen dazu an, auf das zu fokussieren, was einem lieb und teuer ist. Der Krebs fungiert hier wie ein Brennglas, das unweigerlich auf die Inhalte verweist, die einem am Herzen liegen. Und aus diesem geschärften Bewusstsein erwächst der Wille zur Gestaltung des eigenen Lebens. Einprägsam ist dieses Lebensgefühl in dem schon erwähnten Buch *Maxie Wander – Leben wär' eine prima Alternative* in den folgenden Worten festgehalten: „Jeden Tropfen Leben werde ich auskosten, Leben tröpferlweise, aber sicherlich habe ich mehr davon als viele andere Menschen, die nicht wissen, was Leben eigentlich ist!"[5]

Für manche stellt die Krankheit überhaupt den ersten bewussten Versuch dar, ihr Leben nach selbst definierten Zielen zu gestalten, es zu organisieren nach Vorgaben, die dem eigenen Inneren entspringen und nicht der bloßen Konvention. Das ist wohl das, was Heidegger als das „eigentliche" Leben beschrieben hat: der Abschied vom uneigentlichen, vom Leben im Verfallensein an das „Man". Der krebskranke Mensch lebt nicht mehr so, wie „man" eben lebt, er lebt bewusster, selbstbestimmter, zielorientierter. Er lebt das, was ihm als wirklich wichtig vor die Augen tritt. Unweigerlich führt dies auch zu einer vertieften Auseinandersetzung und nicht selten zu einer radikalen Neubewertung des bisherigen Lebens. Der Krebs ist in gewisser Weise ein schonungsloser Infragesteller. Er stellt das gesamte bisherige Leben in Frage, und nicht selten erkennt man im Angesicht des Krebses die bislang unsichtbar gebliebenen Defizite in der Ausrichtung und Gestaltung seines bisherigen Lebens. Zuweilen entsteht erstmals ein schmerzhaftes Bewusstsein für das, was man nicht gelebt hat, ein Leid am ungelebten Leben. Diese Verlusterfahrung ist jedoch gekoppelt an eine „Gewinnerfahrung", indem der Krebs zu einer verstärkten Sensibilität für Vorgänge und Wirklichkeiten führt, die man bis dahin gar nicht wahrgenommen hatte. Viele Krebspatienten berichten, dass sie durch die Krankheit Vorgänge beispielsweise in der Natur miterlebten, die ihnen früher vollständig entgangen waren. So kann das Aufbrechen einer Pflanze im eigenen Garten den kranken Menschen in einer bislang unvorstellbaren Weise erfreuen. Die Krankheit sensibilisiert und öffnet die Augen. Sie öffnet die Augen auch für den Augenblick und ermöglicht auf diese Weise eine Erfahrung, die tiefer gehen kann als jede Ekstase. Maxie Wander bringt dies auf den Punkt, wenn sie schreibt: „Erst wenn man begriffen hat, wie schnell man abberufen werden kann und wie kostbar unser einmaliges, unwiederbringliches Leben ist, fängt man zu leben an."[6]

Die Krankheit lässt den Augenblick als Wert an sich in Erscheinung treten, ohne ihn mit der Vergangenheit und der Zukunft abzugleichen. Sie kann so manchen Menschen erstmals dazu befähigen, die Kostbarkeit des Augenblicks zu erkennen und sich der Gegenwart in einer bislang für unmöglich gehaltenen Weise bewusst zuzuwenden. Durch die Krankheit verschieben sich die Maßstäbe, und auch die Ansprüche ändern sich. So bewirkt die Erfahrung der Krebskrankheit bei vielen Menschen, dass sie ihre Ansprüche an das Leben relativieren. Sie werden in gewisser Weise genügsamer, weil sie lernen, die Grenzen, die ihnen auferlegt worden sind, zu akzeptieren und damit ihre Hoffnungen auf andere Inhalte zu verlagern. Dies hat abermals Christoph Schlingensief in seiner unnachahmlichen Klarheit zum Ausdruck gebracht: „Dass wir erst wenn wir uns fallen lassen und die Dinge geschehen lassen, die Freiheit erfahren, die wir haben. Ist natürlich eine paradoxe Vorstellung: In dem Moment der radikalen Unfreiheit erfahren wir erst die wahre Freiheit."[7] Schlingensief verweist zu Recht darauf, dass erst durch das Freimachen von Ansprüchen an das Leben dieses in seiner ganzen Tiefe aufscheinen kann. Und noch mehr als das: Erst wenn der schwerkranke Mensch lernt, sich nicht darauf zu versteifen, den Krebs unbedingt besiegen und unbedingt wieder gesund werden zu müssen, erst dann gelangt er zu der Freiheit, zu erkennen, was sein krankes Leben noch immer an Möglichkeiten für ihn bereithält. Durch die Reduktion seiner Ansprüche wird er dazu befähigt, dem noch stattfindenden Leben seinen Stempel aufzudrücken und das zu tun, was seinem eigenen Wesen entspricht – und das ist echte Freiheit.

6. Erkennen verborgener Ressourcen

In seinem bewussteren Leben realisiert der krank gewordene Mensch, dass er auf Ressourcen zurückgreifen kann, von denen ihm erst jetzt deutlich wird, dass er sie hat. Das ist das Paradoxe am Krankwerden: Man verliert dadurch etwas und gewinnt zugleich das neue Bewusstsein, auch das Widrige meistern zu können. Erst die Widrigkeiten sind es, die einem den tief in einem schlummernden Schatz des inneren Bewältigenkönnens deutlich vor Augen führen. Mir fällt bei diesem Gedanken eine Erzählung von Michael Ende ein, in der er die Figur des Scheinriesen einführt, der nur aus der Entfernung wie ein Riese aussieht und, je näher man ihm kommt, auf eine normale Größe zusammenschrumpft. Der Krebs ist wie dieser Scheinriese. Aus der Ferne klingt „Krebs", wie wir anfangs festgestellt haben, wie die Ankündigung von Unheil, Ohnmacht und unermesslichem Leid. Diese Ferne, das ist der Blick des Gesunden auf die Krankheit. Für den Gesunden stellt das etwaige Erkranken an Krebs die reine Katastrophe dar. Auch der Mensch, der wirklich daran erkrankt, wird durch diese Gefühle hindurchmüssen, Gefühle, die ihn zweifeln, manchmal auch verzweifeln lassen. Trifft er aber auf Unterstützung und übersteht diese Phase, wird aus dem unüberwindbaren Riesen Krebs zunehmend ein Scheinriese. Der Krebs wird zu einer Normalität eigener Art, und er entführt einen in einen Bereich neuer Erkenntnisse über sich, die eine eigene Form des Getragenseins evozieren können. Plötzlich staunt man, wie man das und das überstehen konnte, man staunt ob der Kraft, die in einem schlummert, man staunt darüber, dass man nicht zerbrochen ist. Dieses Gefühl, an etwas Widrigem nicht zerbrochen zu sein, kann zu etwas Tragendem werden, weil man sich dann auch gerüstet sieht, der Zukunft zu trotzen. Man mag eine Zukunft mit körperlichen Beschwerden und Behinderungen durchzustehen haben, aber es wird eine Zukunft sein, die niemand anderem gehört als mir selbst. Ich selbst werde diese Zukunft gestalten, auf meine Weise. Plötzlich reift dieser Gedanke, dass man dieser Zukunft, so sehr man ihr auch ausgesetzt ist, doch eine eigene Prägung verleihen kann.

7. Neuerstellung von Normalität

Es braucht Zeit, bis man Wege aus diesem Gefühl des hilflosen Ausgeliefertseins findet und erkennt, dass es zahlreiche Möglichkeiten gibt, auf individuelle Weise auf die Krankheit, auf den Krebs zu reagieren. Wird der oder die Kranke gut aufgefangen, kann am Ende die Wiederherstellung einer Normalität stehen, aber es wird eine sein, die nur noch wenige Parallelen zu jener Normalität besitzt, die das Leben vor dem Einbruch der Krankheit bestimmte. Die neue Normalität ist das Resultat einer Wandlung, das Resultat einer Neuorientierung, einer Wiederentdeckung von Leben innerhalb eines fragmentierten Lebens. Die Medizin fokussiert oft zu einseitig auf die verloren gegangenen Funktionen und verkennt dabei, dass auch im krebskranken Leben bis zum Ende gesunde Anteile erhalten bleiben. Das durch Krebs beschädigte Leben muss nicht in der Wahrnehmung des Beschädigtseins stehenbleiben, sondern kann in einer Weise angenommen werden, die es als Durchgangsstadium zu einer neuen Gesundheit erscheinen lässt, zu einer Form von Gesundheit, die nicht mehr auf das Alles-können-Müssen abhebt, sondern auf die Schärfung des Blicks für die Kostbarkeit dessen, was man immer noch kann. Der Blick ändert sich, er wird durchdringender, und mit dieser neuen Sichtschärfe lassen sich Vollgehalte in einem Leben entdecken, das ein oberflächlicher Betrachter lediglich auf das Beschädigtsein reduziert hätte. Das volle Leben im Fragment, das ist die Neuerstellung von Normalität im Leben mit Krebs, selbst dann, wenn der Krebs unheilbar ist. Was die Neuorientierung bewirken kann, ist das Wiedererlangen des Bewusstseins, doch wieder selbst der Taktgeber seines Lebens zu sein, sich nicht restlos dem Taktstock der Krankheit ausliefern zu müssen. Dieser Weg ist ein mühsamer und vor allem ein mentaler Weg, aber bei Gelingen zieht er ein Entdecken von Freiheitsgraden innerhalb der unüberwindbaren Krankheit nach sich. Die Krankheit selbst kann man nicht mehr besiegen, aber die Gestaltung des Lebens mit der Krankheit, diese Gestaltung liegt nach wie vor in der eigenen Hand. Die Räume der Gestaltung eröffnen sich jedoch erst dann, wenn man sich gelöst hat von den Vorstellungen vom guten Leben, die man als gesunder Mensch hegte. Man ist aufgefordert, neue Orientierungen zu suchen, neue Inhalte zu finden, neue tragende Gründe ausfindig zu machen, und plötzlich stellt man fest, dass man nicht ohne Krebs sein muss, um den Reichtum des Lebens zu empfinden, um die Kostbarkeit des Moments zu spüren, um eine Begegnung mit der Natur, mit einem anderen Menschen, mit der Kunst, mit Literatur als glückbringend zu empfinden. Das Krankwerden zwingt den Menschen, neue tragende Werte für sich zu finden, und diese lassen sich finden, wenn man sich angehalten fühlt, danach zu suchen und wenn man sie nicht restlos alleine suchen muss. Manche Menschen rebellieren in ihrer Krankheit, andere empfinden Schuld, wieder andere resignieren zunächst, und doch haben sie alle etwas Gemeinsames: Sie begeben sich unweigerlich auf die Suche, sie suchen nach neuen Zielen, nach Erklärungen auch, aber vor allem nach Zielen, die ihrer Existenz einen Sinn verleihen können.

Die Krebskrankheit stellt eine Erschütterung dar, vor allem eine Erschütterung des eigenen Selbst, eine Erschütterung bisheriger Selbstbilder. Durch sie wird die bisherige Konzeption der eigenen Lebensgeschichte brüchig, erhält einen Riss, und dieser Riss fordert dazu auf, diese Geschichte neu zu erzählen, dem eigenen Leben eine andere Wendung zu geben, es zu einer ganz anderen Einheit zusammenzuführen. Die eigentliche Hilfe für Menschen mit der Erkrankung Krebs kann daher nur darin bestehen, in der Erschütterung zugleich das Potenzial des Wachstums zu erblicken, des Wachstums zu einem neuen Bewusstsein von Leben, das verlangt, die eigene Lebensgeschichte neu so zu erzählen, dass der durch die Krankheit bewirkte Bruch der Normalität nicht zugleich den Abbruch des Lebens darstellt, sondern den Durchbruch zu einem neuen Lebensentwurf. Dieser sagt am Ende vielleicht mehr über die eigene Identität aus als all die Lebensentwürfe, die man als gesunder Mensch formuliert und verfolgt hatte.

Zusammengenommen erscheint es wichtig, sich zu vergegenwärtigen, dass die erste Reaktion auf eine Krebsdiagnose zunächst in dem Versuch besteht, durch ein Festhalten an dem bislang Bewährten Sicherheit und Halt zu erlangen. Daher besteht der erste Schritt auch im Kampf gegen den Krebs, in der Potenzierung aller Strategien zu seiner Eliminierung, um diese „verletzte" (Schlingensief) Normalität zurückzuerobern. Am Anfang fokussiert man also ganz auf die Krankheit, erklärt sie zum Feind und geht implizit davon aus, man könne nur dann weiterleben, wenn dieser Feind besiegt wird. Doch je mehr man in dieser Fokussierung verharrte, desto unwahrscheinlicher würde ein Leben *mit* dem

Krebs. Denn einen Feind zu haben bedeutet, dass man ihn ständig beobachten und alle Energien für das In-Schach-Halten des Feindes aufwenden muss, sodass keine Aufmerksamkeit mehr bleibt für das Leben selbst. Dieses erste Aufbegehren ist eine ganz natürliche Reaktion; selbstverständlich möchte man an dem Bewährten festhalten und alles versuchen, um den Störenfried Krebs, der den Fluss des eigenen Lebens so jäh unterbrochen hat, wieder loszuwerden, damit das Leben in seinen bisherigen Bahnen weiterfließen kann. Aber ebenso wichtig ist es, diese Phase als eine allererste Schockphase anzuerkennen und sich dagegen zur Wehr zu setzen, in ihr steckenzubleiben. Dies würde nämlich nichts anderes bedeuten, als dass man in der fokussierten Sorge um das biologische Weiterleben die Möglichkeiten des zwischenmenschlichen Lebens ausblendet.

Solange man allein das biologische Leben im Blick hat, vernachlässigt man all das, was das zwar gefährdete, aber immer noch existierende Leben im Hier und Jetzt an seelischem Reichtum, an Selbsterkenntnis und zwischenmenschlicher Erfahrung bereithält. Dies gilt für den Erkrankten gleichermaßen wie für die Menschen, die um ihn sind. Auch für den Umgang mit dem krebserkrankten Anderen kann dies daher nur bedeuten, diese erste Phase des Kampfes um das biologische Leben irgendwann zu überwinden und sie ab dem Moment, wo der Krebs nicht mehr zu besiegen ist, als eine Durchgangsphase anzuerkennen, als eine Phase hin zu einer neuen Richtung des Lebensflusses. Nicht mehr die Wiederherstellung des gewohnten Flusslaufs, sondern die Umbiegung des Laufs hin zu einer neuen Konzeption von gelungenem Leben muss jetzt im Mittelpunkt stehen. Zu Beginn wehrt man die Krankheit ab, das ist ganz natürlich, aber niemand kann im Modus der reinen Abwehr wirklich leben. Daher ist es wichtig, die Abwehr durch Unterstützung und Integration abzulösen. Es ist wichtig, sich irgendwann vom Modus des „gegen" zu lösen und den Modus des „für" neu zu entdecken. An die Stelle einer realitätsverzerrenden Verbissenheit gegen die Krankheit muss früh genug ein realitätsnahes Engagement für das eigene Leben mit Krebs treten. Die Erkrankung muss spätestens ab dem Moment ihrer Unheilbarkeit als gegeben anerkannt und in das eigene Lebenskonzept so integriert werden, dass sie keine beherrschende und alles überschattende Gegebenheit bleibt, sondern ihren Ort erhält in einer Biografie, die trotz Krebs weitergeht und doch zugleich einen neuen Lauf nimmt. Ein Lauf, der kürzer sein mag und doch zu einer neuen, bislang ungekannten Erfüllung führen kann.

Nun haben wir mit dem Schmerz und dem Krebs zwei große Themen der modernen Medizin berührt, die durch den Grundgedanken an die Möglichkeit miteinander verbunden waren, nicht nur *gegen* sie, sondern auch *mit* ihnen zu leben. Der chronische Schmerz wie auch die Krebserkrankung stellten Herausforderungen an die eigene Einstellung zu ihnen dar, und beide haben deutlich gemacht, dass es gilt, die eigenen Potenziale zu erkennen und einen lebensermöglichenden Umgang mit ihnen zu erlernen. Unser nächstes Thema – die Demenz – ist nun eine Herausforderung ganz eigener Art, weil es gerade hier darauf ankommt, wie die Gesellschaft, die nächsten Angehörigen, die professionell Helfenden mit ihr umgehen. Demenz also als eine Krankheit, bei der man noch immer man selbst, dies jedoch nicht mehr ohne die Hilfe Dritter sein kann. Darum soll es im nächsten Kapitel gehen.

3. Demenz – warum wir von demenziell erkrankten Menschen viel über uns lernen können

„Die Demenz evoziert keine Sonderform des Menschseins, sondern erfordert besondere Kommunikationsbedingungen"

(DOMINIK A. BECKER)

Vor kurzem unterhielt ich mich mit einer vertrauten Person, die ich Jahrzehnte lang nicht mehr gesehen hatte, und als ich sie nach dem Befinden einer älteren Verwandten fragte, zu der wir beide einst ein herzliches Verhältnis pflegten, antwortete sie mir: „Sie lebt noch, aber leider hat sie Demenz; man kann sich nicht mehr mit ihr unterhalten, und so habe ich sie lange nicht mehr besucht." Diese Antwort hat mich sehr nachdenklich gestimmt. Die alte Dame lebt noch und doch ist sie in der Wahrnehmung meiner Bekannten irgendwie schon gestorben. Das entspricht einem weit verbreiteten Deutungshof, in den diese Krankheit gestellt wird – Demenz als Abschied vom Ich, als Abschied von dem, was ein Mensch für uns bislang ausgemacht hat. Diese Vorstellung erschreckt viele Menschen, und so wird die Demenz zum Horrorszenario unserer Gesellschaft, auf das man nur mit Todeswunsch, assistiertem Suizid und radikaler Abwehr reagieren zu können meint. Der Grund für diese Perhorreszierung der Demenz ist ihre Gleichsetzung mit dem Verlust des Selbst. Darüber muss man näher nachdenken, will man dem Phänomen Demenz gerecht werden. Nachdenken nicht etwa, um sie zu beschönigen oder zu bagatellisieren: Die Diagnose Demenz ist ein traumatisierender Schicksalsschlag, der sich nicht positivieren lässt. Aber das Leben mit Demenz, das Leben mit einem an ihr erkrankten Menschen, das Leben im Bewusstsein des unaufhaltsamen Fortschreitens dieser Krankheit ist nicht einfach ein Unleben, ein Leben, das man sich am besten erspart. Es ist nach wie vor ein Leben, und im besten Fall ein Leben in fortbestehender Gemeinschaft, ein Leben, das eben nicht ein Nichtseinsollendes werden muss, sondern das als eigene Lebendigkeit, als Teil der eigenen Biografie und in gewisser Hinsicht auch als Teil meiner selbst betrachtet werden kann.

Zunächst einmal ist es wichtig, sich klarzumachen, was die Diagnose Demenz für einen Menschen bedeutet. Wir verbinden mit dieser Krankheit den Verlust der Erinnerungsfähigkeit, den Abbau der geistigen Kräfte – und doch ist sie mehr als das. Demenz ist nicht nur ein Konglomerat von Symptomen, es ist eine Diagnose, die den ganzen Menschen erschüttert, weil sie wie keine andere den ganzen Menschen erfasst. So zählt es zu den sensibelsten Situationen für eine Ärztin oder einen Arzt, mit einem Menschen zum ersten Mal darüber zu sprechen, dass er mit der Diagnose Demenz leben muss. Alle Versuche, dieser Krankheit etwas Positives abzugewinnen, sind zweifellos verfehlt. Demenz ist eine Tragödie. Das darf nicht beschönigt, nicht romantisiert, nicht von außen mit falschem Trostpathos weggeschoben werden. Die Diagnose ist und bleibt ein herber Schlag, für den Betroffenen selbst und womöglich in einem noch größeren Maße für die Angehörigen, ganz gleich, in welcher Lage sich der Patient, seine Familie und seine Angehörigen befinden.

Die Tragik der Demenz liegt darin, dass man sich dieser Krankheit absolut ausgeliefert fühlt. Bei so vielen anderen Krankheiten hat man am Anfang noch Hoffnung, Hoffnung auf Linderung, ja vielleicht sogar auf Heilung, in jedem Fall Hoffnung auf irgendeine Form der Besserung. Alle diese Hoffnungen gibt es bei der Demenz nicht. Man kann nicht hoffen, dass man sie heilen wird. Man kann nicht hoffen, dass „es" besser wird. Es wird in keinem Fall besser. Die einzige Hoffnung, die bleibt, ist die, das Fortschreiten der Krankheit zu verlangsamen – heilen wird man sie nicht können, zumindest nicht in absehbarer Zeit. Dies anzuerkennen, fällt unendlich schwer, denn das Gefühl des Ausgeliefertseins ist eines, dem sich keiner gerne stellt. Und doch ist das Leben mit Demenz kein Leben, das keinerlei Raum für Hoffnung ließe. Dies aufzuzeigen, ist der Sinn dieses Kapitels.

Lange hat man in der Medizin versucht, Demenz als eine Krankheit zu betrachten, die es objektiv zu bestimmen und sachlich zu behandeln gelte. Das ist der durchaus übliche Zugang der Medizin auf die Welt, aber dieser Zugang ist – nicht nur bei Demenz – allzu einseitig, so notwendig er andererseits auch sein mag. Denn Demenz ist nicht nur eine objektive Krankheit, sie ist zugleich eine subjektiv erlittene Existenzform des Menschen. Menschen mit Demenz leben als *Menschen* und nicht als Demenzerkrankte. Zwar ist ihr Leben durch die Demenz bestimmt, aber es geht nicht in der Krankheit auf, weil der erkrankte Mensch primär Mensch ist und somit trotz der Erkrankung ein unverwechselbares und einzigartiges Individuum bleibt. Daher ist es wichtig, nicht nur zu fragen, was die Demenz dem Menschen wegnimmt, sondern auch und vor allem, was das

Kranksein für die Betroffenen bedeutet, was es auf sich hat mit dem Leben mit Demenz. Bemühen wir uns daher um eine Annäherung an dieses Lebensphänomen – um eine kleine „Phänomenologie der Demenz".

Der verstellte Zugang zur eigenen Geschichte

Schon die Reaktion meiner Bekannten verweist darauf, dass Demenzpatienten oft selbst von ihren Angehörigen so behandelt werden, als ob sie keine Persönlichkeit, kein eigenes Selbst mehr hätten, als wäre also mit dem Gedächtnis und der Hirnleistung zugleich auch ihr Wesen verloren gegangen. Das lässt ja bereits der Begriff der De-menz anklingen (von lat. *mens*, ,Verstand‘, und *de-*, ,von, weg‘), der nicht weniger sagt, als dass der Mensch, der ein Opfer dieser Krankheit ist, sein Denkvermögen, seinen Geist, ja seinen Charakter eingebüßt hat. Doch diese sprachliche Konnotation ist irreführend. Der demenziell Erkrankte verliert etwas, das ist unbestritten. Aber zunächst einmal ist es nicht seine Erinnerung, die er verliert. Er verliert vielmehr den geistigen Zugang zu seiner Erinnerung. Wie ist das zu verstehen? Wer mit Alzheimerpatienten zu tun hat, wird bald bemerken, dass diese Menschen genauso unverwechselbar sind wie nicht kranke Menschen: Jeder erfreut sich an etwas anderem, jeder leidet an etwas anderem. Sicher, sie zeigen ähnliche Symptome; alle verlieren sie zuerst die Fähigkeit, auf die Erfahrungen ihres früheren Lebens kognitiv zurückzugreifen, und alle haben sehr bald Schwierigkeiten damit, vertraute Menschen wiederzuerkennen. Aber wir ziehen aus dieser verloren gegangenen Fähigkeit allzu schnell den Schluss, die Demenzpatienten hätten ihre Erinnerung verloren. Wer sich näher mit ihnen beschäftigt, wird erkennen, dass sie voller

Erinnerungen stecken. So kann ein Musikstück aus früheren Zeiten spontan Gefühle wecken und den Menschen emotional in die damalige Zeit zurückversetzen; ein Duft aus ihrer Kindheit ruft unwillkürlich Erinnerungen wach. Die Erfahrung dieses „Aufwachens" machen alle Angehörigen von Demenzpatienten, nahezu jeden Tag. Aus ihr wird deutlich, dass Demenzpatienten eigentlich keine De-menz-Patienten sind, sie sind eher Krypto-menz-Patienten: Ihre Erinnerungen sind nicht einfach getilgt, sie sind lediglich zugeschüttet und damit verdeckt, verborgen und schwerer zugänglich. Das Leben eines an Alzheimer erkrankten Menschen ist daher vor allem von Diskontinuität geprägt. Es ist die fehlende Verbindungslinie zwischen früheren und jetzigen Erlebnissen, die ihr Erleben charakterisiert. Der Demenzpatient erlebt immer wieder neu und verliert so das Gefühl einer historischen Kontinuität seiner Biografie. Das erscheint uns Außenstehenden als narrativer Bruch seiner Lebensgeschichte; dabei verkennen wir jedoch, dass das Erlebenkönnen bleibt wie auch die grundsätzliche Fähigkeit, Altes trotz fehlender Kohärenz wieder hervorzuholen. Es wird nur nicht mit dem aktuell Erlebten zu einer neuen geschichtlichen Ganzheit zusammengeführt, sondern bleibt fragmentarisch. Man kann das Erleben eines demenziell erkrankten Menschen somit als ein Erleben in Bruchstücken beschreiben, in intensiven Bruchstücken, die er nicht mehr zu einer kohärenten Lebensgeschichte zusammenschnüren kann.

Im Grunde ist diese Diskontinuität nichts anderes als die verlorene Fähigkeit, sich reflexiv zu sich selbst zu verhalten. Der Demenzpatient verliert also die Möglichkeit eines kognitiven Selbstbezugs. Das bedeutet aber nicht, dass er über keine Identität mehr verfügen würde. Zwar kann er nicht rational auf frühere Identitäten zugreifen und sie mit seiner heutigen verbinden, aber er hat doch noch immer eine Identität: Er empfindet, er fühlt, er denkt – aber er denkt und fühlt stets im Hier und Jetzt. Das ist das Besondere an der Demenz, dieses immer Im-Hier-Sein, ohne Abgleich mit der Vergangenheit und ohne Antizipation einer Zukunft. Es bleibt demnach durchaus ein Selbstbezug erhalten, aber es ist kein kognitiver, sondern ein leiblicher Selbstbezug, ein Bewusstsein vom eigenen Selbst als leibliche Gewissheit des Hierseins. Umso wertvoller werden daher die aufflackernden Bruchstücke echter Empfindungen. Auch wenn sie nicht zu einem Ganzen verbunden werden können, bleiben sie doch expressive Ausdrücke eines momentanen Empfindens, und durch die Echtheit dieser Empfindungen in der gegebenen Situation werden sie zu etwas Wertvollem, zu etwas, was es zu fördern und zu entwickeln gilt.

Und mehr noch: Das, was die Patienten *jetzt* empfinden, steht trotz seines fragmentarischen Charakters in einem Zusammenhang zu früheren Erfahrungen. Die früheren Erfahrungen sind ja nicht ausgelöscht, sie werden nur nicht mehr in rationaler Weise mit den heutigen zu einer Geschichte zusammengeführt. Aber sie sind noch immer präsent. Jede an Demenz erkrankte Frau, jeder an Demenz erkrankte Mann reagiert auf dem Boden früherer Erfahrungen, weil sich diese Erfahrungen in ihr oder ihm als leibliche Erfahrung eingraviert haben, auch dann, wenn kein bewusster Zugriff auf sie mehr möglich ist. Die früheren Erfahrungen sind sozusagen der Stimmungsboden, auf dem die heutigen Reaktionen aufbauen. Das früher Erlebte bleibt somit Kern der Persönlichkeit, die dadurch über alle Brüche hinweg doch auch etwas Kontinuierliches hat.

Der angemessene Umgang mit demenzkranken Menschen kann daher nur ein Umgang sein, der den Spielraum situativer Erfahrungen neu zu entdecken vermag, ohne das punktuell Erfahrene sogleich zu einer Ganzheit zusammenführen zu wollen. Es geht darum, sich auf die Reise zu machen, um die zugeschütteten Erfahrungen und Erinnerungen aus der Tiefe der erkrankten Person freizulegen und sie punktuell neu aufleben zu lassen. Nur so kann aus einem Kryptomenz-Patienten immer wieder aufs Neue ein *Remenz*-Patient werden, ein Mensch, der seine Erinnerung immer wieder neu entdeckt und damit immer wieder neue Erfahrungen machen kann. Es erscheint mir wichtig, hier nicht in die Falle der *restitutio* zu tappen: Im Umgang mit Demenzpatienten kann es nicht darum gehen, etwas ,wiederherzustellen', etwas an seinen ursprünglichen Ort zurückzubringen, den Menschen wieder in seine einstige Verfassung zu versetzen. Alzheimer ist eine Reise, die nicht dort enden kann, wo man sie als noch Gesunder antrat, aber es ist auch keine Reise, die einfach in die Dunkelheit führt. Es wird dunkler, ja. Davor darf man die Augen nicht verschließen, und jeder Versuch, die Unzugänglichkeit der Vergangenheit zu bagatellisieren, erscheint zynisch im Angesicht der Verzweiflung, die nicht nur das Umfeld, sondern auch den Kranken gerade am Anfang oft befällt. Aber es muss nicht sein, dass man bei dieser Verzweiflung stehenbleibt, wenn man sich klarmacht, dass auch der an Alzheimer erkrankte Mensch Ressourcen hat, die es ihm erlauben, immer wieder aufs Neue ein Stück seiner früheren Erfahrungen aufflackern zu lassen und sich damit immer wieder neu lebendig zu fühlen.

Der Demenzpatient muss vor allem davon entlastet werden, irgendeiner früheren Form genügen, irgendetwas leisten zu müssen. Man muss ihm zubilligen können, dass er eine neue Welt um sich herum aufbaut, eine Welt, die er eben mit anderen Gefühlen, mit anderen Bewusstseinsformen in sich aufnimmt und auf die er in neuer, bislang ungekannter Weise reagiert. Er ist nicht mehr in seinen früheren Verhaltensmustern verankert, und doch verhält er sich noch immer als ein einzigartiges, unverwechselbares Individuum. Der Umgang mit ihm wird zuweilen sogar freier, unbekümmerter, weil die Rollenerwartungen ausbleiben und seine Reaktionen unvermittelter sind. Tilman Jens hat das wunderbar auf den Punkt gebracht, als er über die Beziehung zu seinem an Demenz erkrankten Vater Walter Jens schrieb: „Ich habe einen ganz anderen Vater entdeckt, einen kreatürlichen Vater – einen Vater, der einfach nur lacht, wenn er mich sieht, der sehr viel weint und sich Minuten später über ein Stück Kuchen, ein Glas Kirschsaft freuen kann."[1] Die Demenz hat Tilman Jens eine neue Unbefangenheit im Umgang mit seinem Vater ermöglicht.

Dieses neue Verhältnis der Unbefangenheit ist aber nur denkbar, wenn wir uns klarmachen, dass der Kranke eben streng genommen kein De-menz-Patient ist, sondern ein Mensch, der seine Erinnerungen sehr wohl bewahrt hat, aber nun Unterstützung braucht, um neu zu ihnen vorzudringen, um einen neuen Zugang zu ihnen zu erlernen. Dieses Freilegen der Erinnerungen kann nun kein rationales Freilegen mehr sein; es kann nicht darum gehen, Chronizität herzustellen oder korrekte Verbindungslinien zu knüpfen – das Freilegen wäre hier vielmehr ein assoziatives, ein gefühlsbezogenes. Erinnerungen können wachgerufen werden durch den Zugang zu den Emotionen des Patienten. Der Demenzpatient hat seine früheren Erfahrungen tief in seine nach wie vor bestehende Persönlichkeit eingefasst, und es ist nun nicht mehr die Vernunft, die ihn zu diesen tiefen Erinnerungsschichten führt, es ist die leibliche Erfahrung. Es ist der Duft seiner Lieblingsblume, das Hören eines Musikstücks, das Gestreicheltwerden, das Fühlen der Sonne oder das Schmecken von Schokolade. Es sind diese leibhaftigen sensorischen Eindrücke, die dem Alzheimerkranken einen neuen Zugang zu seinen verschütteten Erinnerungen bahnen können. Man muss ihm aber die Möglichkeit dazu geben, solche sinnlichen Erfahrungen zu machen.

Menschen mit Demenz büßen an kognitiven Fähigkeiten ein, aber sie bewahren sich den Zugang zur Welt über ihren Leib. Sie bewahren sich die Fähigkeit, ihren eigenen Leib wahrzunehmen und das heißt, sich in sich selbst wohlzufühlen, angenehme Gefühle zu empfinden. Es gilt nur, sich für diese Menschen zu interessieren, ihnen Zugang zu verschaffen zu diesen wohligen Gefühlen im eigenen Leib – sei es das wohlige Gefühl des warmen Wassers, das wohlige Gefühl des Flauschigen, das wohlige Gefühl der Zärtlichkeit einer Geste. Wenn also meine Bekannte suggerierte, es habe ja gar keinen Zweck, die an Demenz erkrankte Verwandte zu besuchen, dann ist das tragisch, weil dieser so die Möglichkeit genommen wird, neue Erfahrungen zu machen und sich über ihre leiblichen Empfindungen neue Zugänge zu ihren verschütteten Lebenserinnerungen zu bahnen.

Der Schleier der Unvertrautheit

Vergegenwärtigt man sich die Situation, dass es zwar tief in einem drinnen eine Erinnerung gibt, dass man diese aber nicht bewusst wachrufen kann und dass sich alle Eindrücke, die man jetzt realisiert, kognitiv nicht in Verbindung zu dieser verborgenen Erinnerung bringen lassen, dann wird eines deutlich: Die an Demenz erkrankte Frau, der an Demenz erkrankte Mann müssen sich unendlich fremd fühlen, in einer fremden Welt, abgeschnitten von allem, was ihnen einst vertraut war. Sie mögen zwar weiter in ihrer vertrauten Umgebung leben, aber sie erkennen dieses Vertraute nicht mehr, ihre visuellen Eindrücke werden nicht mehr mit ihren Tiefenschichten verbunden. *Alles* ist fremd geworden. Was hier auf eine existenzielle Weise fehlt, ist das Gefühl der Geborgenheit. Die Unruhe, das rastlose Umherlaufen, manchmal auch die Aggression mancher Alzheimerkranker können als Ausdruck dieser verloren gegangenen Geborgenheit verstanden werden und als Suche nach einem verlässlichen Halt. Die Geborgenheit geht dadurch verloren, dass der Kranke seine bisher gewohnte Umgebung eben nicht mehr als vertraute Umgebung wahrnehmen kann. Dadurch, dass er die Fähigkeit verlernt hat, eine Verbindung zwischen seinen aktuellen Eindrücken und dem früher Erfahrenen herzustellen, erfährt er sein Zuhause plötzlich als fremd, weil die Brücke zwischen dem Jetzt und dem Früher immer brüchiger wird. Das Früher ist zwar noch da, aber es wird nicht automatisch abgerufen durch den Anblick des ehedem Vertrauten, sondern erst über Umwege.

Kürzlich hatte ich mit einer Demenzpatientin zu tun, einer älteren Dame, die in einer sehr angesehenen Pflegeeinrichtung in der Nähe von Freiburg untergebracht ist. Sie wurde in ein Zimmer geführt, in dem bereits ihre Tochter Anna auf sie wartete, die sie jedoch nicht als ihre Tochter erkannte. Als die sehr sensible Tochter, die immer schon ein gutes Verhältnis zu ihrer Mutter gehabt hatte, ihre Mutter wie früher sanft am Unterarm streichelte, sagt die Patientin:

„Wie meine Anna." Die Tochter Anna konnte also noch immer Geborgenheit schenken, aber es reichte nicht, dass sie einfach da war. Sie musste sich vielmehr selbst erst an früher erinnern, um über taktile Reize den Zugang zum Früher auch ihrer Mutter zu eröffnen. Es bedurfte also eines Umweges über den Leib der Mutter, über sensorische Reize und neue Assoziationen.

Demenzkranke verlieren das Gefühl der Geborgenheit, weil die Wirklichkeit so, wie sie sich ihnen darbietet, ihre Selbstverständlichkeit verloren hat. Sie leben in einer als fremd empfundenen Wirklichkeit, weil diese, obgleich sie Teil ihrer eigenen Biografie war, heute als losgelöst von ihren früheren Erfahrungen wahrgenommen wird. Das ehedem Selbstverständliche wird immer mehr zum Unvertrauten; der demenziell erkrankte Mensch erfährt die ihn umgebende Wirklichkeit durch einen Schleier der Unvertrautheit. Aber es ist nur ein Schleier – darunter existiert sie noch, die vertraute Welt; man muss jedoch erst einen Zugang zu ihr finden, einen neuen Zugang, und das geht nur gemeinsam mit anderen Menschen. Hilfe für Demenzpatienten ist daher in erster Linie Hilfe bei der Neuentdeckung des ehedem Vertrauten, Hilfe bei der Durchbrechung des Schleiers der Unvertrautheit.

Die Scham, andere zu enttäuschen

Mit der Diagnose Demenz ist unvermeidlich eine Erschütterung verbunden, nicht nur für die Angehörigen, sondern für den Betroffenen selbst. Diese Erschütterung stellt alles in Frage, nagt am Selbstwertgefühl, löst Ängste aus, manchmal unerträgliche. Das Schlimmste an dieser Angst ist zu Beginn der Erkrankung die Furcht davor, seine Angehörigen zu enttäuschen. Aus dieser Furcht heraus erwächst ein Gefühl, welches das Leben der an Demenz erkrankten Menschen in den ersten Jahren so konstant begleitet wie kein anderes, und das ist das Gefühl der Scham. Sie leben im Modus der Scham, weil sie sich für das schämen, was sie nicht mehr können, für die Enttäuschungen, die sie meinen, ihren Lieben zuzufügen. Sie werden über diese Scham immer einsamer, immer verzweifelter, weil sie glauben, den Erwartungen der anderen, die sich eben an die alte Person richten, gerecht werden zu müssen, den Erwartungen, sein und handeln zu müssen wie früher.

Um Alzheimerpatienten wirklich zu helfen, scheint mir daher der eigentliche Ansatz der zu sein, dass man sie nicht immer wieder mit dem konfrontiert, was sie nicht mehr können, dass man sie nicht korrigiert und zurechtweist, sondern ihnen vielmehr zeigt, *was sie noch alles können*. Auf diese Weise verleiht man ihnen einen neuen Selbstwert und nimmt ihnen allein durch die verstehende Zuwendung das beklemmende Gefühl der Scham. Denn Scham entsteht nicht durch ein Nichtkönnen – Scham entsteht durch die Internalisierung einer sozialen Erwartung.

An dieser unterstellten Erwartung kann gearbeitet werden, indem jeden Tag neu Wertschätzung geübt wird an dem, was der oder die an Demenz Erkrankte noch immer sind: liebenswürdige Menschen, die uns etwas zu „sagen" haben, gerade durch ihr Sosein, durch den Umgang mit ihrer Gebrechlichkeit. Das Gefühl der Scham muss durch eine Kultur der Wertschätzung aufgefangen werden, denn Scham ist auf Dauer zerstörerisch. Sie führt sukzessive zur inneren Emigration und damit zu radikaler Einsamkeit. Scham evoziert Rückzugstendenzen und ist somit ein entsozialisierendes Gefühl, das gerade für Demenzerkrankte eine extreme Bedrohung darstellt. Aber sie ist behandelbar: Es bedarf „nur" eines Gegenübers, das durch liebevolle Ansprache Geborgenheit schenkt. Geborgenheit stiftende Beziehungen sind das Antidot, das wirksamste Gegenmittel gegen die zerstörerische Scham. Es gilt darüber nachzudenken, wie man dem kranken Menschen widerspiegeln kann, was er noch alles kann, wie viel er noch selbst entscheiden kann, wie viel von seinen früheren Fähigkeiten noch immer in ihm schlummert. Das Wichtigste ist die Vermittlung von Anerkennung, und dazu bedarf es kleiner Gesten, die eine positive Resonanz vermitteln. Warum nicht einem Demenzpatienten ermöglichen, mitzumalen, mitzusingen, mitzubasteln, warum ihm nicht seine erhalten gebliebene Kreativität widerspiegeln, warum ihm nicht zeigen, dass er noch immer gefragt wird, und sei es „nur" nach der von ihm bevorzugten Eissorte oder nach einem gewünschten Tagesablauf?

Die Fähigkeit zur Resonanz

Ein Grundproblem des Umgangs mit an Alzheimer erkrankten Menschen liegt darin, dass zu leicht übersehen wird, wie viel sie noch können. Das Basalste und Wichtigste ihrer verbliebenen Fähigkeiten ist zweifellos die Kommunikation mit anderen. Demenziell erkrankte Menschen kommunizieren mit ihrer Umgebung, aber sie kommunizieren eben auf eine neue Art und Weise. Es ist nicht mehr die Kommunikation über den diskursiven Austausch von Informationen, sondern eine viel ursprünglichere Verständigung über das präreflexive Aufspüren von Atmosphären. Demenzpatienten können ab einem bestimmten Punkt nicht mehr erläutern und begründen, aber sie können spüren und sich spürend ausdrücken, indem sie die Atmosphäre aufsaugen und sich von ihr tragen lassen. Demenzkranke sind stimulierbar, sie sind mitnahmefähig, auch begeisterungsfähig, vorausgesetzt, man schafft es, nicht nur das Richtige zu *tun*, sondern auch die richtige Aura zu verbreiten. Demenzpatienten spüren mehr als man glaubt, gerade das macht sie so besonders: Ihre Sensibilität bleibt intakt, ja nimmt womöglich noch zu und lässt sie in manchen Punkten empfänglicher sein als die Gesunden. Sie nehmen wahr, was die nicht kranken Menschen gar nicht mehr zu spüren fähig sind. Demenzpatienten spüren das in der Luft Schwebende, sie spüren die Ungeduld des Gegenübers, sie spüren Desinteresse, sie spüren Mitmenschlichkeit, sie spüren die Zartheit eines Blicks genauso wie die Langeweile des Gegenübers. All das spüren Demenzpatienten. Es ist das Sinnliche des Sprechens, das nun die Botschaft vermittelt, nicht der Sachgehalt der Worte. Wenn man sie nun nicht besucht, weil man sich nicht mit ihnen unterhalten kann, dann setzt man sich über dieses tiefe Gespür hinweg und versäumt, mit ihnen in Kommunikation zu treten, in einen Austausch, der eben nicht mehr über Worte, sondern über das Schauen, Berühren, Singen, geduldige Verweilen verläuft. Der demenzkranke Mensch spricht ständig mit uns, weil er die Fähigkeit besitzt, mitzuschwingen. Eine Fähigkeit, die wir vielleicht selbst wieder neu erlernen sollten – nicht nur, um den Demenzpatienten zu verstehen, sondern um uns selbst als Menschen neu zu verstehen. Denn sind nicht Stimmlage und Tonfall für uns alle im Hinblick auf die Rezeption des Gesagten oft noch wichtiger als der Inhalt? Der Demenzpatient vermag uns durch seine Art der Reaktion neu an die Bedeutsamkeit des Paraverbalen zu erinnern.

Leben im Bezogensein

Je mehr man sich mit demenziell erkrankten Menschen beschäftigt, desto deutlicher wird: Auch wenn sie ihre Fähigkeit einbüßen mögen, Kontinuitäten herzustellen und die Welt diskursiv zu erschließen, so bleiben sie doch der Welt gegenüber aufgeschlossen. Es ist ja nicht nur die beschriebene Resonanzfähigkeit, die sie auszeichnet, es ist mehr als das: Es ist die Beständigkeit der Bezogenheit auf andere, die wir tagtäglich mit ihnen erfahren können. Denn auch der demenzkranke Mensch richtet sich noch immer auf den anderen Menschen aus, aber er tut dies nicht verbal kommunizierend, sondern über seinen Leib. Es ist sein Leib, der erfährt, sein Leib, der Zuneigung oder Ablehnung verspürt. Der demenzkranke Mensch kommuniziert leiblich, indem er mit Unruhe reagiert, wenn er sich alleingelassen fühlt, und mit geradezu kindlicher Freude, wenn er Zuneigung verspürt, sich an schöne Erlebnisse erinnert, wenn er Wertschätzung erfährt. Er ruft uns allein über seine leibliche Existenz zur Kommunikation mit ihm auf; dabei ist es nicht sein Wort, sondern sein Leib, der nach einer zwischenmenschlichen Antwort verlangt. Die Leibsprache ist eine Sprache, die wir nahezu verlernt haben und an die uns der an Demenz erkrankte Mensch neu erinnert.

Der Demenzkranke ist über seine leiblichen Äußerungen präsent und bleibt auf eine Umwelt angewiesen, die sich mit ihm auseinandersetzt und Atmosphären schafft, die er als wohlig empfinden kann. Er bleibt auf ein Gegenüber bezogen.[2] Ohne Ansprechpartner, ohne ein Angebot des Mitschwingens, ohne die Zuwendung einer anderen Person würde er auch leiblich verstummen. Diese Krankheit ist eben nicht wirklich verstanden, wenn man sie auf das reduziert, was verlorengeht. So schwer die Verluste auch wiegen und so leicht man an ihnen verzweifeln kann – sie sagen nicht alles über diese Krankheit aus. Denn der Mensch in der Demenz lebt nicht nur als ihr „Träger", sondern zuallererst als Mensch, als Mensch mit Gefühlen, die er spürt und zum Ausdruck bringt, als Mensch, der nach wie vor auf Beziehungen zu anderen Menschen angewiesen ist, auch wenn ihre Ausgestaltung anders aussehen mag, als dies früher der Fall war. Es sind eben grundlegend neue Beziehungen, die gestiftet werden müssen.

Auch bleibt er ein Mensch, der nicht ohne Zuwendung und Wertschätzung weiterleben kann. Die Bezogenheit auf andere und die Beziehungshaftigkeit seines Seins durchziehen auch sein von der Demenz geprägtes Leben. Daher mag es zwar einen Bruch in den Verhaltensmodi der Demenzpatienten geben – in den elementarsten Bedürfnissen nach menschlicher Nähe bleiben sie Menschen wie alle anderen. Die Kontinuität des Bezogenseins auf andere ist wohl die beeindruckendste Erfahrung, die man mit diesen kranken Menschen machen kann, weil sie den Gesunden zeigen, was wirklich wichtig ist im Leben: das Gefühl der Geborgenheit. Sie sehnen sich nach einem Ort, nach einer Geste, nach einem Menschen, der ihnen das Gefühl der Geborgenheit vermitteln kann, und diese Geborgenheit ist ohne Zuwendung nicht denkbar, nicht fühlbar.

Das leibliche Ich

Wenn dieses Gefühl der Geborgenheit durch einen Blick, eine Umarmung, eine Geste geschenkt werden kann, dann ist es möglich, ganz neue und wertvolle Seiten in diesen Menschen zu entdecken und mit diesen Seiten besondere

Fähigkeiten, die sie als Kranke haben. Man entdeckt, wie aufmerksam Demenzerkrankte sein können, wie genau sie beobachten können, wie sie Dinge sehen, die den Gesunden gar nicht auffallen. Sie zeigen uns einen neuen Blick auf die Welt, weil sie die Welt unverstellt sehen können und ein Sensorium entwickeln für die feinen Nuancen im Klang der Stimme, in der Körperhaltung, im Gesichtsausdruck, im Händedruck, die Nuancen in all dem sinnlich Erfassbaren. Und zugleich damit zeigt sich ihre Fähigkeit zu emotionaler Wärme. Demenzpatienten können so herzlich sein, sie können sich so unverstellt freuen, so verzaubert sein ob einer Kleinigkeit. Kurz, sie sind unglaublich lebendige Menschen. Es ist ein Leben, das durch Impulse wachgerüttelt werden muss, aber es bleibt ein intensiv erlebtes Leben. Am Anfang der Krankheit ist die Verzweiflung groß, die Angst, die beschriebene Scham. Im weiteren Verlauf aber schwindet diese Scham und auch das Bangen um die Zukunft, und es bleibt ein Leben, das unmittelbar, im Moment gelebt wird. Demenzpatienten sind so auf Hilfe angewiesen und doch von innen heraus lebendig; jeder von ihnen lebt in seiner Demenz noch immer *sein* Leben, jeder erfreut sich an seinen eigenen Dingen, hat seine Vorlieben, seine Erinnerungen, seine individuelle Ausdrucksform, noch immer.

Über seinen Leib kann sich der Demenzkranke auch weiter als lebendiger Mensch erfahren. Die leibliche Erfahrung vermittelt ihm eine Art Bewusstsein des Hierseins. Wir müssen uns nur freimachen von der Vorstellung, alles laufe über das Großhirn ab. Auch ohne ein reflexives Verhältnis zu meinem Handeln zu haben, kann ich mir allein über die leiblichen Ausdrücke meiner Gefühle dessen gewahr werden, dass ich existiere, da über sie eine basale Stufe meines

Selbst präsent bleibt. Der Leibphilosoph Hermann Schmitz spricht in diesem Zusammenhang vom „leiblichen Ich", das durch leibliche Empfindungen eine affektive Beziehung zu sich selbst ermöglicht. Wenn Demenzkranke Wut verspüren, weil das Gegenüber ihr Anliegen nicht versteht, oder wenn sie anfangen zu weinen, weil sie sich hilflos fühlen, können diese leiblichen Äußerungen nicht anders denn als Ausdrücke des eigenen Selbst und somit als eine präreflexive Form der Selbsterfahrung gedeutet werden.

Die durch Beziehung gestiftete Identität

Und damit kommen wir zum wichtigsten Punkt. Der an Demenz erkrankte Mensch verliert zwar die Kontinuität seiner Lebensgeschichte, den Faden seiner früheren Biografie – aber seine Biografie bleibt doch erhalten. Seine Erinnerungen bleiben fragmentarisch und können nicht mehr in eine Gesamtgeschichte eingebettet werden. Und doch bleibt er ein Mensch mit einer ihm eigenen, gewachsenen Identität, mit einem ihm eigenen Charakter. Diese Identität muss aber durch eine gelebte Beziehung zu ihm hervorgekehrt werden. Zur Tragik des Demenzkranken gehört nicht zuletzt, dass ihm, je mehr die Angehörigen resignieren und das Umfeld sein Verhalten stereotypisiert, zunehmend seine Identität verunmöglicht wird. Er braucht Menschen, die ihn eben nicht reduzieren auf das, was er nicht mehr kann, sondern die ihm durch eine lebendige Beziehung die Möglichkeit geben, seiner Identität zum Ausdruck zu verhelfen. Identität ist ja nicht einfach eine Tatsache, die man feststellen kann – Identität entsteht durch Beziehung. Um zu seiner Identität zu gelangen, braucht der kranke Mensch die Begegnung mit einem anderen Menschen, er braucht ein Gegenüber, das in ihm die Ermöglichung von Identität wachruft und durch seinen Zuspruch auch tatsächlich Identität schafft.

Ein solches Gegenüber spricht den Demenzpatienten einfühlsam an, korrigiert ihn nicht, konfrontiert ihn nicht mit der Wirklichkeit des Gesunden, sondern bietet ihm die Möglichkeit der Resonanz, indem er die Wirklichkeit des Demenzpatienten als für ihn relevante Wirklichkeit anerkennt und auf sie eingeht. Damit verhilft er dem Kranken dazu, eine eigene Erfahrung zu machen und auf diese Weise seine eigene Identität zu spüren: die Identität im Hier und Jetzt. Hier und jetzt erfährt der Patient diese seine imaginierte Wirklichkeit als *seine*, und in diesem Erleben der Immanenz kann er seiner selbst gewahr werden. Er empfindet sich in dem Moment, in dem jemand seine Wirklichkeit ernst nimmt, mit ihm teilt, bei ihm ist, als lebendig. Die Begegnung hat hier geradezu einen schöpferischen Auftrag, denn über sie wird ein neues Empfinden geschaffen, das Empfinden, jemand zu sein. Ob der Demenzpatient sich als ein solcher Jemand empfinden kann oder nicht, hängt nicht von seinen Krankheitssymptomen ab, sondern einzig und allein davon, wie intensiv und aufrichtig man ihm aufmerksame Zuwendung schenkt und Neugierde zeigt im Entdeckenwollen des Anderen, der sich zwar verändert hat, aber doch in seinem innersten Kern ein dem Gesunden zutiefst Verwandter bleibt und immer bleiben wird. Es ist also die Ansprache des Gesunden, die dem Kranken seine Identität zurückerstattet, indem sie ihn nicht als einen De-menten, sondern als ein Du anspricht.

Das Ansprechenkönnen des kranken Menschen ist ein großes Geschenk, nicht nur für den Kranken, sondern auch und vielleicht noch mehr für den Gesunden, denn er ist der Schöpferische, der durch seine Neugierde im Kranken Saiten des Lebendigen zum Schwingen bringt, an die keiner mehr geglaubt hat. Solange es dieses Leben gibt, hält es Überraschungen bereit, sofern man empfänglich bleibt für die Signale, die Demenzerkrankte auf ihre je eigene Weise aussenden, sofern man lernt, diese Signale zu deuten, sofern man gewillt bleibt, sich mit dem Kranken auf einen gemeinsamen Weg zu machen, der am Ende beide verändern wird.

Zwar ist es nicht möglich, die tragischen Seiten einfach zu überspringen; die Tragik der Demenz kann und darf nicht beschwichtigt werden. Aber das Leben mit Menschen mit Demenz muss nicht zwingend in ein monotones Pflegen münden – es kann ein lebendiges sein, immer wieder aufs Neue. Es wird darin keine verlässliche Kontinuität geben: Das Lebendige wird immer wieder aufkommen und immer wieder versiegen, aber es flackert neu auf. Man muss nur die Zeichen des Lebens entdecken wollen. Dann bleibt das Leben mit dem an Demenz erkrankten Vater, Onkel oder Freund, mit der erkrankten Frau, Großmutter oder Schwester ein lebendiges Leben, ein beschwerliches, schmerzliches, aber doch zugleich auch ein lebendiges, manchmal gar heiteres, unbefangenes, unverstelltes – ein volles Leben in diesen kleinen Augenblicken, die der besonderen Fähigkeit dieser Menschen entspringen, Beziehung zu spüren, zwischenmenschlichen Kontakt zu erleben. So muss das Volle des Lebens erst über Beziehungsarbeit hervorgeholt werden, es stellt sich nicht automatisch ein. Eine schöne und zugleich sehr dankbare Aufgabe, da auch der Gesunde plötzlich lernt, sich wie der Kranke über Kleinigkeiten zu freuen und diese Kleinigkeiten in vollen

Zügen mitzuleben, sie aufzusaugen als ein Lebenselixier. Der Demenzpatient braucht unsere Hilfe, aber in diesem Empfangen gibt er uns auch viel zurück. Er verhilft uns zu dem Bewusstsein, dass Menschsein mehr bedeutet als das, was wir in unseren starken Jahren davon halten.

Wer sich ganz auf den Demenzkranken einlässt, kann von ihm lernen, dass unser Leben als Gesunde häufig einseitig fixiert ist – auf Rationalität, Leistungsfähigkeit, Funktionalität und Produktivität. Der Demenzpatient durchkreuzt dieses Menschenbild und zeigt uns, dass wir uns mitunter verirren in dieser Vorstellung vom Menschen als Leistungswesen, dass Menschsein reicher ist, als wir bisher glaubten. Er zeigt uns, dass in jedem Menschen Gefühle verborgen sind, die vielleicht ein Leben lang nicht zur Geltung kommen, weil sie – ähnlich wie die Erinnerung beim Demenzpatienten – beim Gesunden zugeschüttet sind durch ein einseitig verstandenes Konzept vom guten Leben und das Sichanpassen an das, was vermeintlich von einem Menschen erwartet wird, um gesellschaftlich anerkannt zu werden. Demenzkranke setzen sich über all diese Tendenzen der Sozialkonformität hinweg und entfalten vor unseren Augen einen Blick auf die Welt, der nicht durch soziale Erwartungen verstellt ist. Sie zeigen uns damit nichts, was uns wirklich fremd wäre, sondern entführen uns in emotionale Schichten des Lebens, die alle Menschen in sich tragen, die wir aber als rationalistisch ausgerichtete Gesunde allzu oft verkümmern lassen.

Der an Demenz erkrankte Mensch ist ein lebendiger Mensch, der uns viel zu geben hat. Er vermag unsere Sicht auf das Menschsein zu relativieren und uns daran zu erinnern, dass wir nicht erst über unseren Intellekt und die kognitive Zusammenschau unserer Lebensgeschichte zu Menschen werden. Auch unser Leib kann eine solche Geschichte erzählen, denn wir greifen auch über unseren leiblichen Zugang zur Welt auf frühere Erfahrungen zurück. Der Demenzkranke korrigiert auf diese Weise unser einseitig kognitivistisches Menschenbild und erinnert uns daran, dass Gespür, Gefühl und Intuition ebenso wichtig sind wie Rationalität. Schopenhauer bringt diese Einsicht in seinem Hauptwerk *Die Welt als Wille und Vorstellung* auf den Punkt, wenn er schreibt: „Im Herzen steckt der Mensch, nicht im Kopf."

Und noch etwas haben wir den Demenzpatienten zu verdanken. Ihre Existenz macht auf eine eindrückliche Weise deutlich, dass wir in einer Gesellschaft leben, in der die Sorge um den Anderen wieder neu erlernt werden muss. Die Tragik der Demenz liegt nicht nur in der Tatsache beschlossen, dass es diese Krankheit gibt, sie liegt auch darin, dass unsere Gesellschaft es verlernt hat, den schwachen und angewiesenen Menschen in ihrer Mitte zu behalten. Der Demenzkranke hat für viele Menschen etwas Verstörendes, weil er uns alle auf das verweist, was wir bislang an Anstrengungen zur vollen Integrierung des schwachen und hilfsbedürftigen Menschen in die soziale Gemeinschaft versäumt haben. Vielleicht ist diese verloren gegangene Fähigkeit, den angewiesenen Menschen in die Mitte unserer Gesellschaft zu rücken, tragischer als die Krankheit selbst, denn ihre Tragik könnte durch die Gemeinschaft aufgefangen werden. So kann die Herausforderung Demenz auch eine Chance sein für einen neuen Weg, die Sorge um den schutzbedürftigen Menschen als zentrale Kulturleistung einer Gesellschaft neu zu entdecken.

Diese Unfähigkeit der modernen Welt, den hilfsbedürftigen Menschen tatsächlich in die Mitte der Gesellschaft zu
rücken – und zwar nicht im Tenor der Perhorreszierung,
sondern im Sinne einer tiefen Wertschätzung –, verbindet
die Demenz mit unserem letzten Thema aus der praktischen
Medizin, dem Thema Sterben.

4. Der sterbende Mensch – wenn Zuwendung zur Lebensaufgabe wird

„Es ist, als kennte man nicht das ganze Leben, wenn man nicht den Tod gewissermaßen in den Kreis mit einschließt."

(WILHELM VON HUMBOLDT)

In einer Talksendung berichtete eine junge Frau darüber, wie ihr Vater sich aufgrund einer unheilbaren Krankheit das Leben genommen hatte, und der Moderator wollte von mir wissen, ob ich als Ethiker diesen Suizid als einen freien Suizid betrachten würde. Mich irritierte, wie sehr wir es verlernt haben, angemessen auf eine Selbsttötung zu reagieren. Warum fragen wir bei einem Suizid primär nach der Freiheit und nicht nach der Not, die dahinter gesteckt hat? Wie kann es überhaupt dazu kommen, dass wir glauben, ein Suizid wäre eine gute Lösung, wenn er nur aus freien Stücken gewählt wurde? Ein Mensch zieht es vor, lieber nicht mehr unter uns zu sein, und wir beteuern: Wenn er das in aufgeklärter Weise will, dann ist das in Ordnung! Und die moralische Herausforderung bestünde dann, wie mir diese Fernsehsendung vor Augen geführt hat, lediglich darin, die Wohlüberlegtheit dieses Schrittes zu prüfen. Ich halte das für einen reduktionistischen Zugang auf diese existenziell so wichtige Thematik und zugleich für eine ethische Resignation.

Wir leben heute in einer Zeit, in der wir glauben, dass das Weiterlebenwollen gar nicht mehr so selbstverständlich zu sein braucht und es letztlich jedem selbst überlassen werden muss, ob er weiterleben möchte oder nicht. Das Weiterleben ist also zur Option geworden, die wir frei zu wählen haben und in die sich kein anderer einmischen darf. Eine Gesellschaft von Einzelwesen, die je für sich leben und je für sich sterben sollen. Stillschweigend haben wir uns von der Vorstellung, in einer Gemeinschaft zu leben, verabschiedet und glauben, dass alle Probleme des modernden Menschen, selbst die existenziellsten, allein mit seiner privaten Überzeugung zu tun haben und nichts mit der Gesellschaft, in der er lebt. Dabei wird immer weniger bedacht, dass doch das, was der Einzelne will und worüber er in Freiheit entscheidet, in einer Verbindung steht mit der Gemeinschaft, in der er lebt. Mehr noch: Dass der Einzelne ohne die Gemeinschaft überhaupt nicht befähigt worden wäre, zu entscheiden, ja ohne sie überhaupt nicht sein könnte, wird als Gedanke schlichtweg verdrängt.

Und so ist es auch beim Suizid. Man fragt, ob denn der Einzelne wohlüberlegt gehandelt habe. Mit dieser Frage rationalisieren wir den Suizid, machen ihn zu einer Klugheitswahl, zum Ergebnis eines kalkulatorischen Aufrechnens, als wäre das Leben eine Aktie, deren Wert wir jeden Tag neu prüfen, um zu entscheiden, ob wir sie noch halten wollen oder doch lieber abstoßen, bevor sie noch weiter an Wert verliert. Jeder soll jeden Tag sein „Biokapital" neu berechnen und ganz autonom entscheiden, ob er weiterleben möchte oder nicht. Das Leben also als Bilanzierung und als Entschluss, das Ergebnis am Ende abzuwägen und je nach Ausschlag für oder gegen das Weiterleben zu optieren. Das entspricht der ökonomistischen Denkweise, die heute in jeder Hinsicht salonfähig geworden ist. Dass aber hinter dem

Entschluss, nicht weiterleben zu wollen, eine tiefe Tragik steckt, wird hinter diesen Tendenzen zu einer restlosen Plausibilisierung des Suizids ausgeblendet.

Wenn ich hier von Tragik spreche, so sagt schon dieser Begriff, dass wir dem Menschen nicht gerecht werden, wenn wir in eine Moralisierung des Suizids zurückfallen. Eine moralische Bewertung der Selbsttötung steht uns nicht zu; so sehr sich die Geschichte des Denkens mit einer solchen auch beschäftigt haben mag, kann es hier nicht darum gehen, ob der Suizid als solcher eine gute oder eine schlechte Tat ist. Was mich als Ethiker interessiert, ist vielmehr die Frage nach der Not des einzelnen Menschen, der es überhaupt in Erwägung zieht, sich selbst zu töten. Daher spreche ich von Tragik.

Diese Tragik beginnt schon lange, bevor jemand den Gedanken an Suizid überhaupt zulässt. Sie beginnt bereits dort, wo in unserem Bewusstsein die Vorstellung reift, unser Leben sei nur so lange lebenswert, wie wir ohne die Hilfe anderer auf uns gestellt alles alleine machen können. Sie beginnt schon dort, wo wir in den starken Jahren das Schwinden der Kräfte, das mögliche Krankwerden, das Alt- und Gebrechlichwerden als Schwundstufen des Menschseins betrachten und darin Prototypen des Autonomieverlustes zu erkennen meinen. Und weil wir glauben, Autonomie bestünde darin, alles ohne die Hilfe Dritter machen zu können, fixieren wir uns darauf, nur so lange leben zu wollen, wie wir autonom sind – im Sinne einer absoluten Unabhängigkeit von anderen. Die Tragik, die in diesem Gedanken mitschwingt, liegt in der grundsätzlichen Nicht-Einlösbarkeit dieses Anspruchs. Denn schon wenn wir diesen Anspruch an das Leben formulieren, verkennen wir, dass wir bereits in diesem Formulieren auf andere angewiesen sind. Hätte es einen Sinn, den Gedanken der Unabhängigkeit zu artikulieren, wenn es diese Anderen gar nicht gäbe? Ist nicht erst die Existenz eines Anderen der eigentliche Sinngeber meiner Zeilen, meiner Gedanken über mich? Ja, mehr noch: Habe ich nicht alles, was ich bin, letzten Endes von anderen erhalten? Die Sprache, die ich spreche, ist das Resultat der Kultur, die es ohne mich vorher schon gab, sie ist das Resultat der Zuwendung durch andere, die sie mir beigebracht haben. Dass ich überhaupt seelisch gesund bin, liegt an Menschen, die mir durch ihre Zuwendung diese Gesundheit ermöglicht haben. Ohne sie wäre ich nicht nur nicht gesund, ich wäre gar nicht mehr da. Es sind die Anderen, die es mir ermöglicht haben und auch weiter ermöglichen, ich zu sein. Und jetzt denke ich, ich könne nur dann ein gutes Leben führen, wenn ich es im vollständigen Absehen von den Anderen führe.

Autonomie als kreativer Umgang mit der Angewiesenheit

Wir leben in einer Zeit, in der wir sagen, jeder solle doch ganz für sich entscheiden dürfen, ob er weiterleben möchte oder nicht. Wir haben eine so einseitige Vorstellung von Autonomie, dass wir glauben, autonom könne nur der sein, der gänzlich ohne die Hilfe anderer auskommt. In diesem Verständnis nehmen wir unweigerlich eine Abwertung allen verzichtvollen Lebens vor, eine Ablehnung jeder Form von Leben, das auf die Hilfe Dritter angewiesen ist. Dass wir aber selbst das ganze Leben hindurch Angewiesene sind, wird dabei nicht mehr reflektiert. An seine Stelle tritt die Illusion einer Kontrolle über das Leben bis in den Tod.

Grundlage dafür ist die Vorstellung, auf andere angewiesen zu sein, wäre das Gleiche, wie seine Autonomie zu verlieren. Diese Gleichsetzung ist in dieser apodiktischen Form nicht haltbar. Jeder, der genauer darüber nachdenkt, wird anerkennen müssen, dass Autonomie nicht heißen kann, ohne Hilfe Dritter alles machen zu können. Denn dann wäre ja kein einziger Mensch wirklich autonom. Vielmehr besteht Autonomie doch gerade darin, mit den unvermeidbaren Verhältnissen der Angewiesenheit so umzugehen, dass man *durch sie hindurch* man selbst sein kann. Es geht darum, einen kreativen Umgang damit zu erlernen, tagtäglich und in unzähligen Formen auf andere angewiesen zu sein. Seine Angewiesenheit zu leugnen stellt daher im Grunde eine Selbsttäuschung dar: Ohne andere Menschen könnten wir gar nichts realisieren. Wir sind immer schon Angewiesene – es verändert sich zum Alter hin nur der Grad der Angewiesenheit. Und diese Verbindung von Autonomie und Angewiesenheit gilt es zu stärken, um einen Menschen vor der Verzweiflung zu bewahren.

Im Alter wird die Abhängigkeit von der Hilfe anderer Menschen zum Normalzustand. Wir müssen einen akzeptierenden Umgang damit finden, anstatt der Idee einer restlosen Unabhängigkeit hinterherzulaufen. Das in den Medien oft gepriesene Ideal eines Lebens, das durch und durch von Selbstbestimmung geprägt ist, gilt es zu relativieren und stattdessen auf die Ressourcen des Menschen in seiner unhintergehbaren Angewiesenheit zu verweisen. Wir können frei sein *in* Abhängigkeit, denn echte Sorge ist nicht bevormundend, sondern setzt bei der Unverwechselbarkeit des Menschen an und versucht, ihn in seiner Einzigartigkeit hervorzukehren und ihm

Schritt für Schritt zu ermöglichen, sich in seiner ihm eigenen Art zum Ausdruck zu bringen. Angewiesen zu sein bedeutet nicht das Ende der Autonomie, sondern ist die Bedingung dafür, dass man überhaupt leben kann. Solange dies jedoch als Kränkung des Menschseins verstanden wird, erscheint der Suizid in einer Situation des existenziellen Angewiesenseins als logische Schlussfolgerung. Das Problem ist aber nicht das Angewiesensein selbst, sondern die gesellschaftlich vermittelte Vorstellung, der Mensch könne nur in Souveränität und Unabhängigkeit wirklich er selbst sein.

Die Angst der Menschen vor dem Kontrollverlust ist heute in einem besonderen Maße lebendig und für viele quälend. Aus Angst, am Ende ihres Lebens nur noch an Apparaten angeschlossen zu sein, aus Angst vor diesem absoluten Kontrollverlust und Ausgeliefertsein denken nicht wenige an die vorzeitige Selbsttötung. Unsere Gesellschaft möchte diese Angst nicht wahrhaben und deutet sie um in ein Pathos von Freiheit und Selbstbestimmung. Dieses Pathos ist aber eines, das den zweifelnden und verzweifelnden Menschen am Ende alleine lässt. Mit Freiheit allein lässt sich keine humane Gesellschaft verwirklichen, wenn diese Freiheit nicht eingebettet ist in eine Kultur der Solidarität mit den (vordergründig) Schwächsten.

Auch der schwerkranke Mensch hat Potenziale
Daher muss es Aufgabe der Medizin sein, alles zu tun, damit es gar nicht erst zu Situationen kommt, in denen sich kranke Menschen als unfrei und ausgeliefert empfinden. Eine Medizin, die sich der Allmacht der Apparate und einem rein zweckrationalen Denken anvertraut, die

Laborwerte behandelt, anstatt den Menschen dahinter zu sehen – eine solche Medizin macht Angst und treibt viele Menschen zu einer Art präventiver Selbsttötung. Vor diesem Hintergrund kann die Antwort der Medizin gerade nicht das unverbindliche Angebot der Suizidbeihilfe sein. Es müsste vielmehr eine Antwort sein, die die Menschen in ihrer Angst beruhigt, indem sie ihnen vor Augen führt, dass die Medizin eine Zuwendungspraxis ist und keine bloße Apparatepraxis. Statt die Option der „freien" Selbsttötung ins Spiel zu bringen, sollte sie alles dafür tun zu verdeutlichen, dass auch im und ab dem Moment des Krankseins die Chancen keineswegs verloren sind, ein selbstbestimmtes Leben zu führen. Aus der Perspektive unserer starken Jahre können wir uns gar nicht vorstellen, wie sehr sich der Blick auf das Leben verändert – welche Formen der Dankbarkeit, des Aufmerkens, der Hingabe an den Augenblick wir erlernen können –, wenn sich dieser souveräne Spielraum im Alter oder in der Krankheit verengt (siehe 2. Kapitel). Wir denken, ab dem Moment, da man krank geworden ist, sei alles vorbei, ohne zu sehen, dass wir auch im Kranksein wir selbst sein, unsere Persönlichkeit bewahren, unser Leben im kreativen Umgang mit der Krankheit leben können. Die Medizin hätte die Aufgabe, darauf hinzuweisen, wie viel Potenzial auch ein kranker Mensch hat und wie sehr die Medizin selbst es als ihren Grundauftrag begreift, sich für die Förderung dieser individuellen Potenziale einzusetzen. Medizin ist Sorge um den Anderen. Und das Zentrum dieser Sorge um den Anderen liegt darin, ihm auch als Krankem zu ermöglichen, er selbst zu sein.

Fehlender Glaube an die Solidarität der Anderen

An diesem Punkt sehen wir, wie einseitig Debatten sind, die sich bei der Frage nach dem Suizid allein darauf beschränken, zu prüfen, ob der Wunsch nach Selbsttötung „wohlüberlegt" war. Der Gesichtspunkt der Sorge wird hier absolut sekundär, obwohl er doch in Fragen des assistierten Suizids der Erste sein sollte. Denn die Entscheidung, sich zu töten, oder der Wunsch, der Arzt möge einem dabei helfen, entspringen ja nicht kontextlos der inneren Persönlichkeit. Sie müssen zugleich als Reaktion, als Widerspiegelung jener Signale gesehen werden, die der Mensch von der Gesellschaft erhält. Kein Mensch entscheidet allein aus sich heraus, was sein Weg sein soll. Er wählt diesen Weg als Resultat dessen, was seine Umwelt ihm vermittelt hat. Denken wir an den Fußballer Timo Konietzka, der sich selbst getötet hat und dies damit begründete, er wolle anderen Menschen nicht zur Last fallen. Hier sind es also die Antizipation oder die Furcht vor einer entsolidarisierten Gesellschaft, die ihm den Lebensmut nahmen. Und genau das ist der gefährliche Punkt an den Debatten um den assistierten Suizid. Wenn wir denken, es wäre doch das Humanste, jedem Menschen den Wunsch nach Suizid zu erfüllen, wenn er das wirklich wolle, suggerieren wir, dass es vernünftig sei, in bestimmten Fällen nicht länger leben zu wollen. Auf diese Weise nehmen wir eine Banalisierung des Todes vor, die hochproblematisch ist. Der selbst gewählte Tod kann aus meiner Sicht nicht einfach zum akzeptablen Normalfall werden, er darf nicht als Normalität wahrgenommen werden, weil er letzten Endes auf zwischenmenschliche Kontexte verweist, die überhaupt erst dazu geführt haben, dass der Wunsch danach aufkommen konnte.

Sozial bestätigte Wertlosigkeit des Lebens

Nun könnte man einwenden, jeder sollte doch selbst entscheiden können, ob er gehen möchte oder bleiben. Und in der Tat ist hier jede Form von Bevormundung absolut inakzeptabel. Es kann nicht darum gehen, besser wissen zu wollen, was für den Anderen gut ist; es gilt stets, die Unverwechselbarkeit der Person zu achten und sie zum Ausgangspunkt von allem zu machen. Daher muss man auch anerkennen, dass die Gründe für den Suizid sehr vielfältig sein können und nicht alle in die Erklärung hineinpassen, die ich gerade entfaltet habe. Und doch bedeutete es eine ethische Resignation, wenn wir den Wunsch, lieber sterben zu wollen als zu leben, einfach hinnehmen und ihn als unverrückbar, ja schicksalsgegeben stehenlassen würden. Ich finde, wenn es um Leben und Tod geht, kann man sich mit keiner widrigen gesellschaftlichen Situation einfach zufrieden geben. Wer sagt eigentlich, dass man nichts gegen die Umstände in der Gesellschaft ausrichten kann? Auch wenn es „vernünftig" sein mag, im Angesicht eines bevorstehenden Schreckens den Tod vorzuziehen – was ist dieser Schrecken genauer, wo es um Krankheit, Hinfälligwerden und um den assistierten Suizid geht? Ist es nicht der Schrecken, als wertloser Mensch aus einer Gesellschaft von Starken einfach herauszufallen? Aber was wäre, wenn die Gesellschaft umdenken und ihre Werte auf den Kopf stellen würde, wie es zum Beispiel die Hospizdienste tun, die den im Sterben liegenden Menschen vermitteln, wie viel sie von ihnen erhalten, ja wie viel gerade *diese* Menschen ihnen, den Helfenden geben können? Ob jemand sterben möchte im Angesicht einer Krankheit oder doch weiterleben, hängt zwar nicht ausschließlich, aber doch zu einem beträchtlichen Teil davon ab, in welcher Gesellschaft sich dieser Mensch wähnt. Es hängt von den sozialen Gefügen ab, von der Antizipation dessen, was andere Menschen über einen denken werden, wenn man schwer und unheilbar krank geworden ist. Wenn wir den Weg des assistierten Suizids als eine medizinische Dienstleistung betrachten, die man unter anderen einfach wählen kann, so nehmen wir es zu schnell hin, dass es in unserer Gesellschaft Menschen gibt, die nicht an die Solidarität ihrer Mitmenschen glauben, die sich als schwerkranke Menschen nicht auf-, sondern vollständig abgewertet erfahren, weil sie „nur" noch im Bett liegen. Hier gilt es, umzudenken.

Vermittlung von Lebensbejahung als unhintergehbare soziale Aufgabe

Mich hat ein Erlebnis im Rahmen einer Podiumsdiskussion eine Zeit lang sehr beschäftigt. Es ging um einen selbstbewussten Schriftsteller, der in der Podiumsrunde vehement dafür eintrat, dass man ihm im Fall der Fälle assistierten Suizid gewähren müsse, da er als freier Mensch ein Anrecht darauf habe, darüber zu entscheiden, ob er weiterleben wolle oder nicht. Nach seinem entschiedenen Plädoyer stand im Publikum eine junge Frau auf und fragte ihn: „Sie haben doch gesagt, Sie hätten vier Kinder. Wenn ich jetzt Ihre Tochter wäre und ich würde Sie im Fall der Fälle bitten, Ihren Wunsch, sich zu töten, zu revidieren, und ich Sie bitten würde, es nicht zu tun, würden Sie es dann dennoch wollen, den Suizid?" Der Mann war von dieser Frage sichtlich betroffen und antwortete ohne langes Zögern oder Nachdenken schlicht: „Dann natürlich nicht …" – Offenbar hatte die Frage der jungen Frau Vieles in ihm wachgerufen.

94

Und auch mich hat dies lange beschäftigt – denn wenn der Zuruf der Tochter eine so lebensbejahende Wirkung hätte haben können, warum sollte sie nicht auch von einem Arzt, einer Pflegeperson, ja überhaupt von einem Mitmenschen hervorgerufen werden können?

Dieses individuelle Erlebnis zeigt einmal mehr (vor allem angesichts der ursprünglichen Entschiedenheit dieses Schriftstellers), dass der Wunsch nach Suizid eben das Resultat von Erfahrungen ist und nicht einfach ein logisches Kalkül. Es sind die Erfahrungen mit anderen Menschen, die solche Wünsche aufkommen lassen, und es sind fehlende Erfahrungen von Solidarität, von zwischenmenschlicher Zuwendung, von Geliebtwerden ohne Bedingung, die Menschen in den Suizid treiben.

Wir sprechen so viel von Freiheit, von Wohlüberlegtheit, von formalistischen Implikationen, aber das Entscheidende ist doch die Frage, ob ein Mensch noch geliebt wird. Entscheidend ist die Frage, ob wir in einer Gesellschaft leben, in der kranke Menschen wirklich als wertvolle Menschen wahrgenommen werden. Entscheidend ist, ob wir es schaffen, eine Kultur der Zuwendung auf den Weg zu bringen, in der sich der schwerkranke Mensch gerade nicht entwertet fühlt, sondern durch die Sorge seiner Mitmenschen sowie durch eine Medizin, die die Beziehung in ihren Mittelpunkt stellt, eine neue Bedeutung erfahren kann. Wenn aber selbst Ärzte von „austherapierten Patienten" sprechen oder von „hoffnungslosen Fällen", dann suggerieren sie, dass diese Menschen jede Chance verwirkt haben, als Menschen wahrgenommen zu werden, um die man ringt und kämpft, für die man sich engagiert, für die man in die Bresche springt, für die einem nichts zu viel ist. Viele Menschen fürchten, dass sie als Pflegebedürftige schlicht eine Zumutung darstellen für ihre Mitmenschen, die anderes zu tun haben, als sich um „wertlose Kranke" zu kümmern.

Assistierter Suizid als implizite Entpflichtung der Gesellschaft

Sobald der assistierte Suizid als normale Lösung propagiert wird, erscheint es einer Gesellschaft vernünftiger, diesen Weg zu gehen, als um die Menschen zu kämpfen, für ihren Lebenswillen einzutreten, sich dafür einzusetzen, dass eine in der wechselseitigen Angewiesenheit gründende fundamentale Lebensbejahung zum tragenden Moment der gesamten Gesellschaft wird. Das ist das tieferliegende Problem des assistierten Suizids als Normalität. Das Weiterlebenwollen wird irgendwann nicht mehr als das Selbstverständlichste betrachtet, sondern nur noch als Option, als Resultat einer persönlichen Wahl, die man „vernünftigerweise" auch anders hätte fällen können. Damit würde am Ende der Gedanke transportiert, man könnte sein Anrecht auf die Hilfe Dritter in bestimmten Fällen verwirkt haben, weil es Fälle gibt, in denen es vernünftiger erscheint, nicht mehr zu sein. Man wird plötzlich begründen müssen, warum man trotz schwerster Krankheit lieber weiterlebt, auch dann lieber weiterlebt, wenn dies den Mitlebenden eine Pflicht zur Pflege, zum Beistand auferlegt. Freiheit kann in diesem Falle eben auch heißen: Ihr könnt euch ja umbringen, wenn es euch nicht gut geht! Wenn es einem aber nicht gut geht und man bringt sich nicht um, sondern hofft auf Beistand, schleicht sich leicht das Gefühl ein, man müsse sich für diesen erhofften Beistand irgendwie rechtfertigen. So mancher, der seinem Leben selbst ein Ende setzte, hatte schlicht den Mut verloren, an die Selbstverständlichkeit des Beistands zu glauben. Darin liegt die eigentliche Tragik der Befürwortung des assistierten Suizids als normale Lösung für die Not eines kranken Menschen. Die ärztliche Beihilfe zur wählbaren Dienstleistung zu erklären bedeutet, die Gesellschaft von ihrer Aufgabe zu entlasten, sich gegen die Vereinsamung, Entwertung und Verzweiflung kranker Menschen zu engagieren. Je mehr der assistierte Suizid zur wählbaren normalen Alternative avancierte, desto mehr erschiene die Sorge für die vereinsamten und schwerkranken Menschen nur noch als eine Option unter anderen, ja in gewisser Weise als unnötig, da sich ja die weniger mühevolle Alternative des Suizids anböte. Daher erscheint es mir so wichtig, gerade in unserer Zeit für ein Engagement gegen die Verzweiflung und für mehr Fähigkeit zur Hoffnung zu votieren.

Die Zulassung des Suizids käme mit anderen Worten einer Begrenzung der gesellschaftlichen Anstrengung gleich, alles denkbar Mögliche dafür zu tun, dass solche Suizidwünsche gar nicht erst aufkommen. Letzten Endes gliche die Normalisierung des assistierten Suizids einem wissentlichen Einkalkulieren von Situationen, die eigentlich nie „normal" sein können, sondern immer tragisch bleiben. Diese Tragik wird banalisiert, wenn wir die Beihilfe zum Suizid als wählbare Dienstleistung etablieren. Der Suizid bleibt eine offene Wunde, die nicht dadurch verheilt, dass er autonom erfolgt. Und weil er eine Wunde bleibt, kann die Antwort auf das Begehren nach dem Suizid nur die radikale Dynamik einer Beseitigung der Suizidgründe sein – und nicht die verfahrenstechnische Normalisierung einer tragischen Tat.

Privatisierung eines gesamtgesellschaftlichen Defizits

Die Normalisierung des assistierten Suizids wäre ein weiterer Schritt in Richtung einer Privatisierung der Hoffnungslosigkeit, die die Augen davor verschließt, dass die Hoffnungslosigkeit eines Menschen unweigerlich eine soziale, gesamtgesellschaftliche Komponente hat. Wir tun so, als läge es an den Präferenzen des Einzelnen, einen Suizid zu wollen oder nicht, das heißt, wir machen den Einzelnen zum Urheber der Notwendigkeit des Suizids. Und dabei übersehen wir, dass sich in dem Begehren des Einzelnen internalisierte soziale Deutungsmuster widerspiegeln. Dass er sich als wertlos vorkommt, als Last, ja gar als Zumutung für andere, kann nicht einfach als Präferenz wahrgenommen werden, sondern muss als Ausdruck widriger sozialer Verhältnisse erkannt werden und zugleich als Verinnerlichung gesamtgesellschaftlicher Deutungsmuster, die man kritisch reflektieren muss. Ich meine das kollektive Deutungsmuster, wonach es Leben gibt, das nicht lebenswert ist. Wir leben in einer Gesellschaft, in der implizit genau diese Botschaft vermittelt wird: Wir können – durch Krankheit, Behinderung, Entsagung – den Wert unseres Lebens jederzeit verlieren. Es geht um den scheinbaren Konsens, Leben sei nicht an sich wertvoll, sondern nur, wenn es etwas leiste. Diesen sozialen Konsens haben die von Krankheit bedrohten Menschen verinnerlicht und machen ihn zur Grundlage ihrer eigenen Präferenzen. Wenn wir auf die Internalisierung dieser sozial vermittelten Einstellung nun mit der Aussage reagieren, Kranke, Alte und andere Menschen, die sich selbst entwertet fühlen, könnten sich ja selbstbestimmt aus unseren Reihen verabschieden, machen wir diese Einstellung gesellschaftlich salonfähig – und versäumen dabei, ihr entschieden Signale entgegenzusetzen.

Daher besteht die vordringlichste Aufgabe der Gesellschaft darin, zu fragen, ob wir bei einem Sterbewilligen wirklich alles getan haben, um ihn aus seiner Bedrängnis zu holen. Haben wir alles unternommen, um seine unerträglichen Schmerzen zu lindern? Was haben wir möglicherweise versäumt, wenn er sein Leid als zu groß ansieht? Wir müssen uns fragen, ob wir dem Sterbewilligen hinreichend verdeutlicht haben, dass ein Mensch auch dann, wenn er am Ende seines Lebens stärker auf andere angewiesen ist als vorher, noch er selbst sein kann. Und wir müssen ihm diesen Raum und unseren Beistand als selbstverständlich gewähren, als etwas, wofür kein Mensch sich zu rechtfertigen braucht. Das Leiden eines Menschen einfach als Auftrag zu betrachten, ihn zu töten oder seinen Suizid zu organisieren, ist ein Kurzschluss. Wenn ein Mensch so verzweifelt ist, dass er lieber sterben möchte, muss man vielmehr alles geben. Es geht um das Aufzeigen neuer Perspektiven, und seien sie noch so klein.

Noch ein Erlebnis hat mich diesbezüglich sehr nachdenklich gestimmt. Es ging um ein Buch[1], das ich für eine bekannte Zeitschrift zu rezensieren gebeten worden war, um ein Buch, das sich dezidiert für eine Normalisierung des assistierten Suizids einsetzt und in allen Gazetten hochgelobt wurde. Ich dachte, es könnte ein guter Anlass sein, etwas Neues zu lernen. Und so begann ich, dieses Buch zu lesen, und mit jeder Zeile fragte ich mich, warum es so gefeiert wird. Offensichtlich spricht es das aus, was die landläufige Meinung ist, aber mich hat das Buch angestachelt, über die Sache tiefer nachzudenken. Der Autor schlägt hier ernsthaft und mit dem Gestus des Objektiven vor, Suizidwünsche in vernünftige und unvernünftige Wünsche einzuteilen. Hierfür empfiehlt er, danach zu fragen, ob der Suizidwunsch eines Patienten „rationalen Kriterien" genüge oder nicht. Im Folgesatz erklärt er uns dann, was er unter Vernünftigkeit versteht: „Herr D. hatte sein Leben gelebt, mit einer Verbesserung seiner Lebenssituation war von nun an nicht mehr zu rechnen, sondern mit dem Gegenteil: mit völliger Bettlägerigkeit und Pflegebedürftigkeit"[2] – und deswegen sei es für ihn, den Autor, rational, dass Herr D. sich umbringen möchte. Das Buch widmet sich somit der Propagierung einer ganz bestimmten Vorstellung von lebenswertem Leben, die man als Einzelner natürlich haben kann, die man aber nicht zum Modell für Vernünftigkeit machen darf. Dass der Autor eine solche illegitime Verallgemeinerung jedoch vornehmen kann, ohne dass irgend ein Leser dies für unbotmäßig erachtet, hat mir vor Augen geführt, wie selbstverständlich es uns geworden ist, ein Leben in der Pflegebedürftigkeit als ein grundsätzlich abwählbares Leben zu betrachten. Das ist die Tragik, die ich mit der breiten Akzeptanz eines solchen Buches verknüpfe.

Bemerkenswerterweise unterscheidet der Autor Menschen, die sich aus „falschen" Gründen zum falschen Zeitpunkt das Leben nehmen, von solchen, die dies zum „richtigen" Zeitpunkt und aus richtigen Gründen tun.[3] Die Menschen mit den falschen Gründen, so der Autor, „hätten eine gute psychologische Betreuung gebraucht, eine solide *Lebens*- und keine *Suizid*assistenz"[4] – die anderen hingegen eine gute Begleitung zur Selbsttötung. Der Suizid nach Schlaganfall oder gar der Alterssuizid werden dabei grundsätzlich für rational erklärt, ohne dass es irgendeinen Protest dagegen gegeben hätte, was zeigt, wie tief verankert unsere kollektive Negativbewertung von gebrechlichem Leben schon ist.

Denkt man dies aber logisch zu Ende, wird auf diese Weise suggeriert, dass es geradezu irrational sei, sich im Zustand der „Bettlägerigkeit und Pflegebedürftigkeit" keine *Suizid*beihilfe zu erhoffen, sondern *Lebens*beistand. Es ist für mich geradezu deprimierend, in diesem von so vielen Menschen gekauften und für gut befundenen Buch lesen zu müssen: „Nahezu jeder würde es vorziehen, bei klarem Bewusstsein auf schnellem und sanftem Wege aus dem Leben zu scheiden, statt sich einer zwei- bis dreiwöchigen Sterbeprozedur zu unterziehen, bei der man in besonderer Weise auf die Hilfe anderer angewiesen ist."[5]

Den Suizidwunsch eines pflegebedürftigen Menschen deklariert der Autor zu einer „nachvollziehbaren, konsequenten oder unausweichlichen Reaktion auf bestimmte Lebensumstände"[6]. Konsequent – das bedeutet, dass wer pflegebedürftig ist und sich nicht selbst töten möchte, eigentlich inkonsequent ist. Unausweichlich – das bedeutet, dass bei Pflegebedürftigkeit der Suizidwunsch zwingend aufkommt und es kein Mittel gibt, den Menschen *in* seiner Pflegebedürftigkeit aufzufangen und ihm Lebensqualität zurückzugeben. Wo bleibt denn wenigstens der Anspruch, das Bemühen um Trost, um eine Verbesserung der Pflege am Ende des Lebens? Es sei, so Arnold, „unsinnig, Suizide *per se* verhindern zu wollen. Reduzieren sollten wir selbstverständlich die erschreckend hohe Rate von Verzweiflungssuiziden […], keineswegs aber die verhältnismäßig geringe Zahl von Fällen, in denen Menschen wohlüberlegt den Freitod wählen."[7] „Keineswegs" sollte man sich in den Augen des Autors also auch nur darum bemühen, die Situation dieser Menschen zu

verbessern! Selbst der Versuch einer Verringerung „wohl-
überlegter" Suizide erscheint ihm als unangemessen.

Ich habe dieses Buch hier aufgegriffen, weil es mir die
Augen geöffnet hat. Es hat mir gezeigt, dass wir in einer Zeit
leben, in der die Menschen nicht mehr wagen zu hoffen – zu
hoffen auf die Selbstverständlichkeit, dass man sich um sie
kümmern wird, wenn sie alt werden oder schwer erkranken.
Die Menschen glauben offensichtlich nicht mehr daran, dass
man auch als „Schlaganfallpatient" durch Zuwendung von
Seiten der Ärzte und Pflegenden das Gefühl, vollständig
wertlos geworden zu sein, wieder ablegen kann. Und weil sie
daran nicht mehr glauben, ja nicht einmal mehr zu träumen
wagen von Wertgeschätztsein in den Stunden der Gebrechlichkeit, erscheint es vielen Menschen als „vernünftig", sich
selbst frühzeitig zu töten. Ich finde, dass eine derartige Situation einfach nicht hingenommen werden darf.

Vor dem Hintergrund einer solchen Plausibilisierungs-
rhetorik, der wir heute überall ausgesetzt sind, und im
Hinblick auf die allgegenwärtigen lautstarken Plädoyers
für eine Normalisierung des assistierten Suizids ist es wichtig, sich klarzumachen, dass dem Wunsch nach Selbsttötung zunächst nichts stärker zugrunde liegt als Ambivalenz.
Der Wunsch zu sterben ist nicht einfach eine Tatsache, an
der man nicht vorbei kann, sondern er ist ein schwanken-
der Wunsch, ein Hin- und Hergerissensein zwischen Le-
benwollen und Nicht-mehr-ertragen-Können. Wenn jemand sich selbst töten möchte, dann ist das meist so zu
verstehen, dass der Betreffende die Situation, in der er sich
befindet, für aussichtslos, hoffnungslos und ohne Ausweg
hält. Für ihn ist dann aus dieser Perspektivlosigkeit heraus
das Weiterleben eine schlimmere Vorstellung als der Tod.

Das heißt aber, dass sich diese Menschen nicht primär den Tod wünschen, sondern eine andere Situation des Lebens, die ihnen jedoch unerreichbar zu sein scheint. Wenn wir auf diese Bedrängnis die Suizidassistenz als probate Lösung propagieren, haben wir letzten Endes selbst resigniert und belassen die Situation des Patienten so wie sie ist, weil sein Verschwinden aus dem Leben der naheliegendere Weg zu sein scheint.

Wir brauchen daher einen niedrigschwelligen Zugang zu einer professionellen Betreuung suizidgefährdeter Menschen, damit ihnen frühestmöglich geholfen werden kann. Menschen, die lieber sterben wollen statt weiterzuleben, benötigen zunächst einmal das Gefühl, dass sie darüber mit ihren Ärzten reden können. Ein großes Manko der jetzigen Situation besteht darin, dass sich Patienten nicht immer trauen, über ihre Suizidgedanken zu sprechen, weil viele von ihnen befürchten, in der Psychiatrie zu landen. Das ist keine gute Situation, weil sie auf diese Weise in ihrer Not alleingelassen werden. Daher brauchen wir eine offenere Gesprächskultur über den Gedanken an Selbsttötung, denn nur dann ergeben sich Chancen, derart bedrängten Menschen in ihrer Not fachkundig zur Seite zu stehen.

Für eine Kultur der Anerkennung und der Reintegration der Schwerkranken in die Gesellschaft

Menschen, die verzweifeln ob ihrer Krankheit und Hinfälligkeit, müssen wissen, dass sie stets frei entscheiden können und dass sich niemand über ihre Wünsche hinwegsetzen wird. Daher muss man ihnen zusichern, sie nie zu übergehen oder gar gegen ihren Willen zu handeln; sie müssen darauf vertrauen können, dass man ihnen eine rein technische, aber sinnlose Behandlung jederzeit ersparen und ihnen das Recht, Maßnahmen abzulehnen, zu keinem Zeitpunkt verweigern wird. Den Anderen zum Ausgangspunkt zu machen und nicht die eigene, zwangsläufig partikulare Vorstellung, ist die allererste Grundlage einer Ethik der Zuwendung. Doch im Angesicht der Situation der Schwäche, in der sich sterbewillige Menschen befinden, kann man bei dieser Gewährung von Freiheiten nicht einfach stehenbleiben. Es geht vielmehr darum, den Anderen als einen in sich wertvollen Menschen anzuerkennen, der seine Würde nie verlieren kann, ganz gleich, in welcher Situation er sich befindet. Und diese Würde zu achten bedeutet, ihm in jeder Situation das Gefühl zu geben, eine besondere Person zu sein. Ziel muss es also sein, alle Hebel in Bewegung zu setzen, um den Suizidwilligen, der sich unweigerlich in extremer Einsamkeit befindet, zurückzuholen in die Gemeinschaft, in eine Gemeinschaft, die diesen Menschen re-integriert.

Die zentrale Aufgabe von Medizin und Gesellschaft besteht kurz gesagt darin, Menschen, die Angst vor ihrer Gebrechlichkeit haben, zu signalisieren, dass sie nichts leisten müssen, um als wertvolle Menschen anerkannt zu werden. Es gilt, der Isolation vieler kranker Menschen entgegenzuwirken und ihnen eine neue Bedeutung zu verleihen, damit sie sich nicht als „Versorgungsproblem" begreifen, das anderen nur Arbeit macht. Sie müssen vielmehr realisieren dürfen, dass die Gesellschaft dankbar dafür ist, sie in ihrer Mitte zu haben, und sie müssen jeden Tag von der Gesellschaft selbst vermittelt bekommen, dass die Gesellschaft als Ganze viel von den kranken Menschen bekommt.

Zusicherung der bedingungslosen Annahme des Anderen – wenn dies kollektiv gelebt wird – kann so etwas wie Trost, vielleicht sogar Hoffnung, ja am Ende sogar das Gefühl des Sich-getragen-Wissens aufkommen lassen. Diesen Trost und diese Hoffnung kann man nur dann empfinden, wenn man umgeben ist von Menschen, die entsprechende Signale aussenden. Signale, die verdeutlichen, dass man bei aller Widerständigkeit des Gebrechlichseins von seinen Mitmenschen, ja von der ganzen Gesellschaft nicht allein gelassen wird. Diese Botschaft kann nur durch die Etablierung einer neuen Kultur im Umgang mit schwerstkranken Menschen vermittelt werden, durch die Etablierung einer Kultur, die deutlich macht, dass auch der Mensch in seiner größten Pflegebedürftigkeit uns allein aufgrund der Tatsache, dass er ein Mensch ist, viel bedeutet.

Gerade in unserer Zeit wird es zunehmend wichtiger, sich vor Augen zu halten, dass der Auftrag einer humanen Medizin nicht so verstanden werden kann, als ginge es hier allein um eine sachgerechte Erfüllung oder um das Abgelten einer Verpflichtung. Sachgerechtigkeit und Pflichterfüllung sind unabdingbare Voraussetzungen für eine gute Medizin, aber sie allein machen die Medizin nicht zu einer humanen Praxis, zu einer Praxis der Mitmenschlichkeit. Es muss mehr in eine Zwischenmenschlichkeit der Behandlung investiert werden, und es muss alles dafür getan werden, damit der alte, der kranke und gebrechliche Mensch nicht an den Rand, sondern in die Mitte unseres durchrationalisierten Alltags gerückt wird. Am Ende wird man anerkennen müssen, dass auch die bestorganisierte Medizin erst dann zu einer humanen Medizin wird, wenn die gute Organisation eingebettet ist in eine selbstverständlich gewordene persönliche Zuwendung, die gerade in den Stunden des Sterbens eine Kostbarkeit gewinnt, auf die keine Gesellschaft verzichten kann.

Nun haben wir vier große Themen der modernen Medizin in ihrer praktischen Relevanz herausgegriffen und versucht, eine kleine Phänomenologie des kranken Menschen zu entfalten, um damit den Fokus auf den Menschen selbst in seiner Befindlichkeit, in seiner existenziellen Bedrohung und in seiner Welt zu richten. Es ist dies ein Fokus, der in der stark pragmatisch orientierten modernen Medizin nahezu verlernt worden ist. Nun gilt es, ausgehend von diesen Beispielen aus der Praxis zentrale Werte und Haltungen herauszuarbeiten, die neu zu bedenken sind, wenn wir den kranken Menschen helfen wollen, mit den existenziellen Herausforderungen, die das Kranksein mit sich bringt, so fertig zu werden, dass sie auch in der Krankheit ihre eigene unverwechselbare Persönlichkeit bewahren können. Hierfür habe ich vier aus meiner Sicht zukunftsweisende Aspekte herausgegriffen: das Annehmenlernen, das Vertrauen, das Hoffen und – als Grundlage dieser drei – das Verstehen. Während sich die ersten drei Inhalte auf den kranken Menschen beziehen und somit als eine Hilfe für ihn gedacht sind, als Kranker einen eigenen Umgang mit sich und der Welt zu erlernen, stellt das Verstehen jene Ermöglichungsbedingung dar, auf die sie alle drei ausgerichtet sind. Mit anderen Worten: Nur wenn die Ärztinnen und Ärzte, die Psychotherapeutinnen und Psychotherapeuten sowie die Pflegenden den kranken Menschen in seiner existenziellen Bedrängnis verstehen, wird es dem kranken Menschen möglich sein, sich für das Annehmenlernen, das Vertrauen und das Hoffen zu öffnen. Insofern stellt das vierte Kapitel die Basis und zugleich die Konsequenz dar, die sich aus den vorausgegangenen drei Kapiteln ergibt.

Starten wir mit dem Annehmenlernen. Um sich darin einzuüben, ist es wichtig, sich zunächst ein paar Gedanken über das „Schicksal" zu machen, nicht etwa im Sinne einer hypostasierten Schicksalsmacht, sondern dahingehend, dass wir alle in eine bestimmte Welt hineingeboren worden sind und diese Welt somit unweigerlich als Teil unseres Schicksals betrachten müssen. Nur wenn wir die Welt als die anerkennen, die sie ist, werden wir in der Lage sein, die Dinge auch dann anzunehmen, wenn wir sie uns (wie die Krankheit) nie ausgesucht hätten.

III.

Wege der Bewältigung

5. Annehmen lernen – das gute Leben als Kunst des Sich-Einrichtens

> *„Der Mensch ist das Wesen, das dazu verurteilt ist,*
> *Notwendigkeit in Freiheit umzusetzen."*
>
> (JOSÉ ORTEGA Y GASSET)

„Nicht, was wir erleben, sondern wie wir empfinden, was wir erleben, macht unser Schicksal aus", so hat die österreichische Schriftstellerin Marie von Ebner-Eschenbach auf den Punkt gebracht, was wir in einer von Technik und Machbarkeit geprägten Welt allzu leicht vergessen. Zugegeben, es ist heute nicht leicht, über Schicksal zu sprechen, denn Schicksal scheint etwas zu sein, wovon sich der moderne Mensch eigentlich verabschiedet haben müsste. Sein inflationärer Gebrauch in den verschiedenen Weltanschauungen des 20. Jahrhunderts hat ihn für die Philosophie zumindest weitgehend diskreditiert, sodass Jürgen Habermas meinte festhalten zu können, das „Schicksal" als Ausdruck einer Regression in nicht begriffliches, mythisches Denken habe endgültig ausgedient.[1] Hinzu kommt, dass Schicksal heute vor allem als das aufgefasst wird, was nicht sein darf. Denn wir verbinden damit das Gefühl des Ausgeliefertseins, der Bedrohung, des Unerbittlichen. Und doch ist der Begriff des Schicksals vieldeutig. Es ist wichtig, sich gerade heute mit ihm zu beschäftigen, weil diese Auseinandersetzung uns dabei helfen kann, eine Einstellung zum Leben zu gewinnen, die uns zeigt, dass wir dem Schicksal eben nicht einfach ausgeliefert sind.

Was hat es überhaupt auf sich mit dem Wort Schicksal? Die ältesten Assoziationen verknüpfen es mit einer Schicksalsmacht, der Moira. Die Vorstellung vom Schicksal als dem Resultat dessen, was eine unpersönliche Macht verfügt, wird schon in den Homerischen Epen beschrieben. Bezeichnend für diese angenommene Schicksalsmacht sind ihre Willkür und Unberechenbarkeit. Sie entzieht sich dem rationalen Zugriff. So sprechen wir auch heute noch vom blinden Schicksal, von seinen „Launen", vom Schicksal, das keine Gesetze kennt, keine Vernunft und keine Logik. Diese Vorstellung einer Schicksalsmacht ist zusammengefasst in der Metapher des Schicksalsfadens, der von den drei Moiren gesponnen wird: das Schicksal in seinem Bezug zur Vergangenheit von Lachesis, zur Gegenwart von Klotho und von Atropos zur Zukunft. Atropos ist wohl die bekannteste, denn sie schneidet den Schicksalsfaden ab und steht so für den Tod des Menschen.

Was bedeutet Schicksal?

Während in dieser ersten Konzeption das Schicksal als das Sinnwidrige und Unfassliche angesehen wurde, entwickelte die Stoa ein ganz anderes Verständnis von Schicksal, das uns unter dem Begriff des Fatums bzw. der Heimarmene überliefert worden ist. Unter Fatum verstehen die stoischen Denker nicht eine unpersönliche und willkürlich entscheidende Schicksalsmacht, sondern ganz im Gegenteil die Wohlgeordnetheit der Welt und das vom Logos durchzogene Weltgeschehen. Sie gingen von einer Weltvernunft aus, einer alles umfassenden Vorsehung und Ordnung, nach der die Dinge der Welt planvoll verwaltet sind.

Mit dieser Konzeption verknüpft ist der Gedanke einer Vorherbestimmtheit oder eines kosmologischen Determinismus; um den Lauf der Dinge zu erklären, spricht die Stoa daher von einer Ursachenkette (daher stammt auch der Begriff „Heimarmene", was so viel wie ‚Reihe von Ursachen' bedeuten soll). Doch es wäre zu einfach, diese Kette der Ursachen so zu verstehen, als bliebe damit kein Raum mehr für die Freiheit des Menschen. Die Stoa unterstreicht die Freiheit des Menschen, denn nach den Stoikern ereignet sich der Lauf der Welt zwar nach einer Ursachenkette, aber es steht dem Menschen offen, sich entweder dem reinen Naturgesetz in ihm zu beugen oder es durch seinen inneren Willen zu überwinden. Auch wenn wir unter einem Fatalisten noch heute jemanden verstehen, der die Dinge als unausweichlich betrachtet und sich daher ihrem Lauf fügt, ohne sich dagegen aufzulehnen, so ist doch bereits in der römischen Antike der Gedanke einer inneren Freiheit des Menschen angelegt, so zum Beispiel bei Cicero in seinem Buch *Über das Schicksal* aus dem Jahre 44 v. Chr. Schon damals gab es Diskussionen über das Verhältnis von Freiheit und Schicksal oder zwischen einem eher deterministischen Weltbild und der Vorstellung, der Wille des Menschen sei nicht restlos durch Naturgesetze bestimmt. So können wir etwa bei dem Aristoteles-Schüler Alexander von Aphrodisias aus dem Jahre 200 n. Chr. lesen: „Der Schicksalsglaube ist eine Flucht vor der Verantwortung und keine philosophische Haltung. Schicksal ist dasselbe wie Natur. Wie der Mensch gegen die Natur handeln kann, so kann er auch gegen das Schicksal handeln. Wer das vernünftige Wählenkönnen als Prinzip der Handlung leugnet, der hebt den Menschen selbst auf."[2] Immer mehr setzt sich in der Spätantike die Auffassung durch, dass sich zwar der Weltverlauf gemäß dem Schicksal ereigne, aber nicht alles mit unbedingter

Notwendigkeit geschehe, weil der Mensch in seinem Handeln frei sei. Er kann durch sein Handeln Ursachen in Gang setzen, die zwar nicht das Weltganze, aber doch den Verlauf der Dinge und ihren Einfluss auf die Welt verändern.

Neben der Schicksalsmacht der griechischen Mythologie und der kosmischen Schicksalsordnung der Stoa muss man eine dritte Bedeutung von Schicksal herausarbeiten: Schicksal als das Hereinbrechende und Kontingente. Kontingenz meint nach Niklas Luhmann das, „was weder *notwendig* ist noch *unmöglich*"[3]. Es steht für das Unplanbare, Unverfügbare und zugleich für das, womit man jederzeit zu rechnen hat. Auch für diese dritte Bedeutung gibt es alte Begriffe, wie den der „Tyche", in dem das Schicksal als etwas angesprochen wird, was eintritt, ohne dass wir es vorhersehen könnten und ohne dass es eine höhere steuernde Macht dafür geben muss. Damit verbunden ist die grundlegende Einsicht in die Unwiderlegbarkeit des Schicksals. Was eintritt, hätte zwar auch nicht eintreten können (Kontingenz) – aber jetzt *ist* es da. Das Schicksal ist immer Tatsache, eine Tatsache, die mich angeht, mich betrifft, mich erschüttert. Es ist das, was unaufhebbar da ist, ganz gleich, ob man seine Notwendigkeit einsieht oder nicht. „Die Welt müsste ja nicht die sein, die sie ist; nun sie es ist, ist sie aber unverrückbar so"[4], so hat es der Religionsphilosoph Romano Guardini auf den Punkt gebracht. Sie muss allerdings nicht unverrückbar bleiben, denn wir haben die Fähigkeit, zu handeln – aber eben nur, wenn wir die Faktizität dessen, was ist, zunächst einmal anerkennen.

Ich halte diese dritte Bedeutung von Schicksal für sehr entscheidend: die Anerkenntnis dessen, dass es etwas gibt, was sich dem Entscheidungs- und Verfügungsbereich des

Menschen entzieht. Mit diesem dritten Schicksalsbegriff ist nicht weniger gemeint als die grundsätzliche Unbestimmtheit der Wirklichkeit. Unbestimmtheit erstens, weil es in allem einen unverfügbaren Kern gibt, auf den der Mensch keinen Einfluss nehmen kann, zweitens, weil der Lauf der Dinge sich nicht restlos planen lässt und somit unberechenbar bleibt, und drittens, weil es unvorhersehbare Ereignisse gibt, die jederzeit eintreten können, aber nicht müssen. Genau diesen Aspekt des Schwankens zwischen dem zwar Möglichen, aber nicht Notwendigen meinen wir auch, wenn wir von Widerfahrnis und Geschick sprechen. Das Schicksal widerfährt einem ohne erkennbaren Sinnzusammenhang. Es bricht als etwas Unerklärliches über uns herein und stellt unser Daseinsverständnis vor die große Herausforderung, dem damit einhergehenden Zweifel am Sinn des Ganzen zu widerstehen. Der unvorhersehbare Einbruch von Schicksal konfrontiert den Menschen mit der Fremdheit der Welt und lässt die Empfindung der Willkür und des Ausgeliefertseins in ihm aufkommen.

Der Mensch findet unweigerlich etwas vor

Schon aus diesen Vorüberlegungen wird deutlich, dass „Schicksal" ein schillernder Begriff ist. Einerseits ist es das nicht Wegzudenkende, andererseits das schlechthin Befremdende, da sich der Sinn des Schicksalhaften häufig nicht erschließt und somit zunächst das Gefühl einer Sinnwidrigkeit aufkommen lässt. Wir müssen uns daher genauer mit diesem dritten Aspekt des Schicksals – dem schlechthin Vorgegebenen – beschäftigen. Das Vorgegebene kann dreierlei bedeuten: (1) das Vorgegebene im Sinne der vorgefundenen Welt, (2) das Vorgegebene im Sinne des nicht ausgesuchten Ereignisses, der Katastrophe, oder (3) das Vorgegebene im Sinne einer Unberechenbarkeit der Folgen des eigenen Handelns. Beschäftigen wir uns zunächst mit dem ersten Punkt.

Jedem von uns sind der Raum und die Zeit seiner Existenz unaufhebbar vorgegeben; wir werden irgendwo und zu irgendeiner Zeit geboren, und dieses Hier und Jetzt des Geborenseins ist etwas, was der Mensch nicht selbst macht. Dass wir in dieser Zeit geboren wurden und nicht in einer anderen, ist Teil unseres Schicksals, für das wir niemanden anklagen können. Es liegt an uns, dieses Vorgegebene aufzugreifen. Das Gleiche gilt für die Verhältnisse, in die wir hineingeboren werden. An ihnen haben wir weder mitgewirkt noch konnten wir sie uns aussuchen. Des Weiteren wird jeder Mensch mit bestimmten Besonderheiten, Unzulänglichkeiten und Talenten geboren. Auch diese ihm mitgegebenen Anlagen hat er sich nicht selbst ausgesucht. Sie sind einfach da. Dies anzuerkennen ist die erste Voraussetzung, um sich adäquat zu ihnen verhalten zu können.

An diesem Punkt wird deutlich, dass das Vorgegebensein der eigenen Existenz nicht gleichzusetzen ist mit der Zufälligkeit oder Absichtslosigkeit dieser Vorgaben. Dass jemand hier oder dort so oder so auf die Welt kommt, hat immer auch etwas damit zu tun, dass andere Menschen eine Entscheidung getroffen haben. Das Schicksal fällt sozusagen nicht einfach vom Himmel, sondern ist selbst an zahllose Zufälligkeiten und Vorentscheidungen gebunden, die dem Ereignis meiner Geburt vorausgegangen sind, ja die die Vorbedingung darstellen dafür, dass es mich überhaupt gibt. Ein winziger Zufall, eine im letzten Moment anders gefällte Entscheidung einer meiner Vorfahren – und es gäbe mich nicht. Wenn es also einen zentralen Aspekt des Schicksals ausmacht, das zu sein, worauf der Mensch selbst keinen Einfluss hat, so ist doch in dieser Definition nichts über die Gründe für diese Vorgaben und Vorbedingungen ausgesagt. Auch das, was andere Menschen tun und veranlassen, wird somit letzten Endes zu einem Bestandteil meines eigenen Schicksals.

Unsere eigenen Seinsbedingungen erleben wir als grundsätzlich unverfügbar und unserer Wahl entzogen. Wir haben uns nicht gemacht und konnten keinen Einfluss darauf nehmen, wann wir kommen, wohin wir kommen und vor allem, ob wir überhaupt kommen. Das Leben selbst ist insofern etwas von Grund auf Unausgesuchtes und Unverfügbares. Allein die Tatsache, dass wir da sind, ist der stärkste Ausdruck dafür, dass wir mehr Schicksal in uns haben, als wir uns manchmal eingestehen möchten.

Leben heißt dem Widerfahrnis ausgesetzt zu sein

Schicksal ist jedoch noch mehr. Auch dann, wenn wir geboren und da sind, ist es ja keineswegs so, dass wir sofort handelnd in die Welt eingreifen. Zunächst einmal sind wir weniger Handelnde als Erfahrende. Unser Leben beginnt mit dem Er-Fahren des Widerfahrnisses, beginnt mit dem, was uns widerfährt, ohne dass wir uns das, was wir da erfahren, in irgendeiner Weise hätten aussuchen können. Es kann uns sogar nur widerfahren, *weil* wir es uns nicht aussuchen konnten. Wir leben also unweigerlich im Modus der Widerfahrnis. Der Mensch kann viel machen, aber er kann nicht aus dem Nichts etwas machen, sondern muss von dem ausgehen, was schon da ist. Und schon die Entscheidung zu seinem Machen ist nicht einfach eine Wahl aus nichts, sondern ein Resultat des Erfahrenen. Er kann zwar wählen, aber in seiner

Wahlentscheidung ist er geprägt von dem, was ihm in seinem Leben widerfahren ist (siehe Kapitel 4). Wir verkennen häufig, dass wir immer Reagierende sind, Beeindruckte von dem, was uns widerfuhr. Streng genommen müssen wir uns sogar damit anfreunden, dass auch unsere Gedanken Teil des Vorgegebenen sind; man kann sie nicht erzwingen, sie entsteigen einem Grund, der sich unserer Verfügung entzieht. Sowohl das Denken wie die Handlungen der Menschen sind Ereignisse auf dem Boden unverfügbarer Vorgaben.

Wir können unseren Lebensweg also als ein Wechselspiel von erlittenem Widerfahrnis und aktiv in Gang gesetzter Handlung verstehen. Jedes Leben spielt sich in dieser Dialektik zwischen Handeln und Erfahren ab, zwischen Aktivität und Erleiden, zwischen Entscheidung und Erduldung. Ohne Erdulden gibt es kein Entscheiden, weil ich ohne die Erfahrung von etwas gar nicht wüsste, wozu ich mich entscheiden sollte. Sie ist es, die uns formt und uns zum Wählen anhält. Vorgegeben ist nicht nur die Welt, vorgegeben sind auch die Handlungen der anderen Menschen, mit denen wir mittelbar und unmittelbar zu tun haben. Wir alle sind, ob wir wollen oder nicht, der Welt der anderen ausgesetzt und können schon deswegen nicht sagen, dass wir das Leben ganz in unserer Hand hätten, weil wir nicht selbst bestimmen können, was wir erfahren werden. Weil wir nie vorhersehen können, wie andere Menschen handeln werden, bleiben wir im Modus des grundsätzlich offenen Werdens. Natürlich können wir handelnd einschreiten, aber auch hier werden wir umgehend zugleich zu Er-Fahrenden, da wir durch unser Handeln Reaktionen auslösen, die nie restlos vorhersehbar sind. Kurz: Im Handeln machen wir Erfahrungen, und durch die Erfahrung bereiten wir wiederum Handlungen vor.

Das Geborenwerden lässt sich daher als das eigentliche Paradigma der menschlichen Existenz beschreiben. Der Mensch gebiert sich nicht selbst, sondern wird geboren, und er wird immer und unweigerlich irgendwo hineingeboren. Hier muss er sich einfinden, seinen Ort suchen, ihn kultivieren und versuchen, sich in ihm einzurichten. Dieser Prozess des Sich-Einrichtens (der unser Leben viel mehr bestimmt als das „Machen") verlangt, eine Grundhaltung zu dem Vorgefundenen zu erlernen, eine Einstellung der Akzeptanz, ohne die ich ortlos bliebe. Ich muss lernen, das Vorgefundene als *meinen* Ort anzuerkennen, als den Ort, der mir überhaupt erst ermöglicht, „ich" zu sein. Ohne diesen Ort wäre ich nicht – dies zu erkennen, stellt die Ermöglichungsbedingung dafür dar, dass ich mich gestaltend in ihm einrichten kann. Dieser Gedanke war es auch, den die Stoa (ohne ihn so zu formulieren) im Blick hatte, als sie vom Logos des Kosmos sprach und damit dazu anhielt, die Welt, die mich umgibt, als eine wohlgeordnete und in sich gute Welt anzuerkennen. Denn dies stellt nicht weniger als die Grundvoraussetzung für ein gelingendes, für ein glückliches Leben dar. Der Stoa ging es damit um nichts anderes als um die Frage, wie der Mensch glücklich werden kann.

Die moderne Unfähigkeit, das Gegebene anzunehmen

Heute ist der Ort, an dem wir uns vorfinden, kein fraglos gültiger Ort mehr. Obwohl es uns äußerlich denkbar besser geht als den Menschen in der Antike, hat unser Kosmos, das Weltgefüge, in das wir geboren wurden, seine Behaglichkeit verloren. Nicht jedoch, weil er widriger geworden wäre als in der Antike, sondern weil wir ihn mit anderen Augen betrachten. Wir nehmen unsere Welt gar nicht mehr als Ordnung wahr, als eine Wirklichkeit, die man grundsätzlich annehmen kann. Wir glauben vielmehr, dass der Kosmos, in dem wir leben, ein suboptimaler Kosmos ist, einer, der gerade nicht gut genug ist, um uns darin ganz geborgen zu fühlen und ihm ganz zugehörig. Wir erfahren uns als Fremde in einem fremden Kosmos und nicht mehr als Mikrokosmos in einem allwaltenden Makrokosmos. Daher staunen wir auch nicht mehr ob der allumfassenden Ordnung des Kosmischen und des Geheimnisses unseres Seins darin, sondern wir mustern unsere Welt im Hinblick auf die Frage, ob sie nicht noch optimaler sein könnte. So gab der Forscher Tom Knight vom MIT in Amerika kürzlich in einer Pressekonferenz folgende Ansicht zum Besten: „Der genetische Code ist 3,6 Milliarden Jahre alt. Es wird Zeit, ihn neu zu schreiben."[5] Doch damit nicht genug, es werde Zeit, so der Biochemiker Craig Venter, die Evolution durch etwas Besseres zu ersetzen, und zwar durch eine „zweite Genesis".[6] Wir fragen heute nicht mehr, wie wir uns in dieser Welt einrichten können, sondern ob es nicht einen noch viel besseren Ort gibt. Mit „Ort" verbinde ich hier keine Lokalität – es geht um die Gesamtheit des Vorgegebenen, die wir auf dieser Welt und zugleich in uns selbst vorfinden. Und so begeben wir uns nicht selten ein Leben lang auf die Suche nach einem optimalen Ort und nach optimalen Ausstattungen unseres Seins und wagen nicht, uns irgendwo niederzulassen, ständig im Glauben, es könnte ein noch besserer, ja ein perfekter Ort kommen. Unser eigenes Unglück schieben wir darauf, dass uns nicht der richtige Ort verliehen worden sei vom Schicksal, dass es uns benachteiligt habe, weil es uns an einen Ort geschickt hat, den wir gar nicht wollten. Und so denken wir, dass wir unglücklich sein müssen in dieser „fremden Welt". Obwohl kein Mensch sich je seinen Ort hat aussuchen können, glauben heute viele, den Anspruch erheben zu dürfen, ihre Lebenskarten selbst zusammenzustellen. Genau dagegen wendet sich Schopenhauer, wenn er in seinen *Aphorismen zur Lebensweisheit* festhält: „Das Schicksal mischt die Karten, und wir spielen."[7] Wir spielen mit den Karten, die uns zugeteilt wurden, und wir haben durchaus die Chance, mit ihnen ein gutes Spiel zu machen. Diese Chance wird jedoch vertan, wenn wir daran festhalten, uns das Blatt lieber selbst zusammenzustellen als es einfach zugeteilt zu bekommen. Das Spiel nämlich wäre damit entschieden – und worum sollte es dann in unserem Leben noch gehen? Die Tiefe des Lebens ergibt sich doch gerade daraus, dass wir in eine Welt hineingestellt worden sind mit dem Auftrag, im Angesicht ihrer wir selbst zu werden. Wir werden wir selbst durch die Welt, so wie sie ist. Dies bringt Jean Marolleau in seinem Buch *Die Zukunftsgesellschaft* auf den Punkt, wenn er schreibt: „Der Mensch ist sein ganzes Leben lang, besonders aber im Augenblick seiner Geburt, einer Kette von Zufälligkeiten unterworfen, über die er nicht die geringste Gewalt hat und die zu seiner Selbstverwirklichung beitragen, indem sie ihm materiell im Wege stehen."[8]

Schicksal als Aufgabe

Zu leicht wird übersehen, dass sich das Schicksal in dem, was es vorgibt, nicht erfüllt, dass es nicht das Ganze ist, sondern nur ein erster Schritt. Mit ihm ist keineswegs alles entschieden. Die Vorgegebenheit der Welt kann letztlich als Auftrag betrachtet werden, sich in Anbetracht ihrer und nicht in Abwendung von ihr zu verwirklichen. Es kommt mit anderen Worten darauf an, mit welcher Einstellung wir auf unser Gegebensein in *dieser* Welt reagieren. „Die Ereignisse des Lebens sind das, was sie für uns bedeuten"[9], hat Hermann Graf Keyserling einmal geschrieben. Wir sind also aufgefordert, das Gegebene in die Hand zu nehmen und zu gestalten. Erst durch unsere Haltung zu diesem vorgegebenen Anfang wird dieser (und werden wir selbst) zu verwirklichter Realität. Die Begegnung mit dem Schicksal stellt den Menschen vor eine Aufgabe und gibt ihm zugleich die Chance, diese Aufgabe zu bewältigen.

Gerade die Krankheit ist hier ein gutes Beispiel. Niemand sucht sich das Krankwerden aus und niemand wird es der Gesundheit vorziehen. Vielmehr sollte man alles tun, um Krankheiten so weit wie möglich zu verhindern. Doch wenn es trotz alledem zu einer Krankheit kommt, ist mit ihrem Auftreten das Schicksal keineswegs besiegelt. Die Krankheit ist zwar das „Geschickte", aber sie schließt das Schicksal nicht ab. Ebenso wenig besiegelt sie das Leben eines Menschen, sondern eröffnet ihm – auch als unheilbar Krankem – die Möglichkeit, sich in einer Weise zu ihr zu verhalten, die seiner inneren Persönlichkeit entspricht. Auch der krank gewordene Mensch kann die ihm zugeteilte Karte spielen – vorausgesetzt, er macht sich diese Möglichkeit bewusst.

Gerade hier kommt der Medizin eine große Verantwortung zu, da sie der erste Ansprechpartner des Kranken ist. Verharrt sie in ihrem Machbarkeitsglauben und in ihrer Tendenz zur technologischen Eskalation, wird sie dem Patienten die Chance rauben, seine Krankheit wenigstens ein Stück weit als Teil der eigenen Biografie anzuerkennen (siehe Kapitel 1 und 2). Je mehr Technik aufgewartet wird und je mehr man die Krankheit lediglich als das Desaströse betrachtet, auf das man nur mit Bekämpfen reagieren kann – desto mehr wird der Kranke in die Verzweiflung gestürzt. Man vertröstet ihn auf einen möglichen Sieg über die Krankheit, aber vernachlässigt, dass er in sich die Möglichkeit hat, auch mit der Krankheit sein Leben zu leben. Das Schicksal ist kein Schlussakkord, sondern ein Präludium, ein Vorspiel, das zahlreiche Umsetzungen offenhält.

Das Schicksal einer ernsthaften Erkrankung wird immer etwas Widerständiges bleiben, etwas, das wir uns nicht frei ausgesucht hätten. Sie ist und bleibt widrig. Und doch bedeutet der Moment ihres Auftretens nicht zugleich das Ende des guten Lebens. Wie man sie und sein weiteres Leben mit ihr erfahren wird, hängt in großem Maße davon ab, wie man sie (als das nicht Gewünschte) aufnimmt und in die eigene Lebensgeschichte integriert.

Freiheit

Wir glauben heute, Freiheit gäbe es erst dort, wo wir endlich bei Nichts anfangen und uns ganz und gar selbst bestimmen können. Das ist ein Irrtum. Freiheit gibt es nicht dort, wo uns alles freisteht, Freiheit setzt die Anerkennung des Notwendigen voraus. Dies hat schon Kierkegaard in seinem Buch *Die Krankheit zum Tode* auf den Punkt gebracht, indem er von der „Verzweiflung der Möglichkeit" spricht und auf die Notwendigkeit des Notwendigen verweist. Schicksal ist diese für das Glück des Menschen zwingende Notwendigkeit, die man sich nicht aussucht. Erst die Tatsache, dass es das Schicksal im Sinne des nicht ausgesuchten Notwendigen gibt, bringt unsere Freiheit hervor: Es ist die Herausforderung und nicht die absolute Möglichkeit, aus der heraus sich der Mensch als frei empfinden kann. Ein Wesen in absoluter Freiheit wäre ein schicksalsloses Wesen. Diese absolute Schicksalslosigkeit ist aber nicht nur illusorisch, sie ist auch nicht erstrebenswert, da sie uns jeder Möglichkeit, wir selbst sein und werden zu können, berauben würde. „Jeder tiefere Mensch", so der Theologe Paul Tillich, „ahnt oder weiß, dass sein Charakter, seine selbstgegebene Prägung auch das scheinbar Äußerlichste und Zufälligste bestimmt, was ihn betrifft. Und er weiß oder ahnt zugleich, dass seine selbstgegebene Prägung, sein Charakter, bestimmt ist durch Ereignisse, die zurückgehen in vergangene Generationen, in vergangene Zustände der lebendigen Substanz, in vergangene Weltzustände. Das heißt: die Notwendigkeit im Schicksalsbegriff ist Notwendigkeit des Seins überhaupt."[10] Die Herausforderungen abzuschaffen, die die schicksalhaften Bedingungen unseres Lebens an uns stellen, würde somit keinen Zugewinn an Freiheit, sondern einen Verlust an Möglichkeiten bedeuten. Gäbe es keine Herausforderungen, keine Widerfahrnis, kein Ringen um etwas, wäre uns auch jede Freiheit genommen. Frei ist also nicht der, dem alle Handlungsmöglichkeiten unbegrenzt offenstehen, sondern derjenige, der es gelernt hat, mit dem, was ist, in einer kreativen Weise umzugehen (siehe Kapitel 4).

Die Fülle des Lebens kann sich nur im Spannungsfeld zwischen Schicksal und Wahl, zwischen natürlicher Ausstattung und geistiger Freiheit, zwischen planbarer Vorhersagbarkeit und grundlegender Ergebnisoffenheit der Welt ergeben. Planbarkeit, Berechenbarkeit, Prozessualisierung und Herstellung von Sicherheit sind positive Werte der Naturwissenschaft. Als vermeintliche Naturwissenschaft setzt die Medizin voraus, dass was für das Labor gut ist notwendig auch für das Leben des Menschen und sein Selbstverständnis gut sein muss – und genau das ist der schwerwiegende Trugschluss, dem sie aufsitzt. Denn hier wird grundlegend verkannt, dass das Nichtwissen und die Nichtvorhersagbarkeit des Lebensverlaufs für den Menschen keinen Mangel darstellen, sondern einen Segen, weil er nur in Ansehung dieser inhärenten Ungewissheit seiner Zukunft Pläne schmieden und sich in seinem Planen als freier Mensch fühlen kann. Das Planen, Festzurren und Prognostizieren als Werte an sich reduzieren das menschliche Leben auf einen funktionierenden Mechanismus, der nach vorgegebenen Gesetzen „abläuft". Planbarkeit bedeutet jedoch immer den Entzug des Lebendigen, das ja gerade dadurch definiert ist, dass es sich der Vorhersagbarkeit entzieht. Mit diesem Entzug der Kernelemente des Lebendigen wird das Leben somit nicht aufgewertet, sondern radikal entwertet und in die Belanglosigkeit gedrängt. Es gilt, den Blick neu zu schärfen für den Wert der Ergebnisoffenheit des Lebens, des Nicht-Wissens, für den Geheimnischarakter allen Lebens und für den Wert einer offenen Zukunft.

Was bedeutet das alles für uns heute und für die Medizin? Dass die moderne Gesellschaft und damit auch die moderne Medizin Opfer einer totalen Verdrängung und Leugnung des Schicksals geworden sind, hat damit zu tun, dass von Technik und Ökonomie geprägte „Werte" zunehmend alle Lebensbereiche unserer Gesellschaft durchziehen. Im Zuge dieser Umdefinierung sind wir immer ausschließlicher auf Prozesse, Planung und Kontrolle ausgerichtet. Das ganze Leben wird zum Gegenstand des Managements: Was nicht kontrollierbar ist, soll nicht sein. In dieser Gleichschaltung des Denkens avanciert das Schicksal zu einem absoluten Feindbild, das es blind zu eliminieren gilt. Diese Einstellung verschließt sich der Einsicht, dass das Gegebene als das unumstößlich Daseiende dem Menschen gerade nicht die Freiheit nimmt, sondern ihm allererst ermöglicht, zu seiner Freiheit zu gelangen. Das bedeutet kein Plädoyer für eine neue Schicksalsergebenheit. Ein solcher Aufruf wäre verfehlt und würde dem Menschen als einem vernunftbegabten Wesen nicht gerecht. Unser problematischer Umgang mit dem Schicksal kulminiert nicht dort, wo gegen das Schicksal gekämpft wird – er kulminiert in der Suggestion, der moderne Mensch brauche überhaupt kein Schicksal mehr anzunehmen.

Vom Wert der Selbstbejahung

Schicksal, so haben wir gesehen, kann Vieles bedeuten. So gibt es das Schicksal als Notwendigkeit, ohne die es die Welt nicht gäbe, die Tatsache, dass die Welt hier und heute so ist, wie sie ist. Anstatt die Gesamtheit alles schicksalhaft Vorgegebenen zu beklagen, wäre Gelassenheit die angemessene Haltung – im Sinne der Zeile Erich Frieds „Es ist, was es ist". Dann gibt es das Schicksal als das Widrige, das dem Einzelnen widerfährt. Schicksalsschläge und die Tragik, die sich hinter ihnen verbirgt, zu beschönigen, wäre ohne Zweifel zynisch, und hier kann man auch nur schwer für Gelassenheit plädieren. Vielmehr gilt es anzuerkennen, dass das Schicksal im Sinne des Eintritts unerwünschter Ereignisse eine enorme Herausforderung für den Menschen darstellt, so wie jede Krankheit als ein zentrales Beispiel für Schicksal immer eine Herausforderung bleiben wird. Denn die Krankheit stellt zunächst alles in Frage, sie fordert, fordert heraus und zwingt dazu, sich neu zu orientieren. Hier hilft die Verstandestätigkeit des Helfers allein nicht weiter; es bedarf der

Aufwertung einer Herzenserkenntnis, einer *raison du cœur*, durch die man behutsam erspüren kann, worin ein gemeinsamer Weg liegen könnte, um zu den tieferen Schichten der in Bedrängnis geratenen Person vorzudringen. Dieser Weg kann (sofern man ihn zulässt) zu einer echten Begegnung führen, die dem Kranken dabei hilft, auch in der Situation der Krankheit zu einem guten Leben zurückzufinden: zu einer anderen Form von Gesundheit, die das Kranksein nach und nach nicht mehr nur als Feind betrachtet, der aus dem Weg geräumt werden muss, sondern zugleich als etwas, das es zu bejahen, zu bewältigen, möglicherweise sogar innerlich zu überwinden gilt. Und dies kann nur über den Weg der „Annahme seiner selbst" (Romano Guardini) gelingen, mitsamt der Tragik, die die Krankheit mit sich bringt.

Um Menschen in Krisensituationen zu helfen, ist es wichtig, sich über die fließende Grenze zwischen dem aktiven Gestalten und der Annahme des Gegebenen klarzuwerden. Die moderne Medizin muss eine Balance zwischen diesen beiden Polen finden. Sie wird zwar die Mittel zur Bekämpfung von Krankheiten weiter perfektionieren, aber sie muss zugleich ein Augenmaß dafür entwickeln, wann das äußere Bekämpfen zur Obsession wird und man es daher ergänzen muss durch einen Prozess innerer Bewältigung. Der kranke Mensch braucht eine Heilkunde, die ihn aufschließt für seine Befähigung, das, was schicksalhaft da und nicht zu ändern ist, zu überwinden, indem er es als einen Bestandteil seines eigenen Lebens anerkennt. Die Sensibilisierung für diese Chance der inneren Bewältigung ist eine der Kernaufgaben einer verstehenden Zuwendungsmedizin.

6. Vertrauen – oder warum man das Eigentliche nicht einklagen kann

> *„Die wichtigsten Dinge, die wir anderen anvertrauen, sind Dinge, die mehr brauchen um zu gedeihen als Nichteinmischung."*
>
> (ANNETTE BAIER)

In einer Zeit, in der die Medizin zunehmend als Wirtschaftsunternehmen betrachtet wird, verändern sich auch die Einstellungen zu ihr. Von einem Wirtschaftsunternehmen erwartet man die sachgerechte Lieferung einer überprüfbaren Ware. Es geht um Vorschriften, um einklagbare Rechte, um Rechtsverhältnisse und Vertragsbeziehungen. Auch die Beziehung zwischen Arzt und Patient hat zweifellos einen Vertragsgehalt, der nicht übersehen werden darf. Die ärztliche Behandlung muss Standards und Regeln entsprechen, die größtenteils vorgegeben und mittelbar sogar rechtlich einklagbar sind. Aber ärztliches Handeln kann im Vollzug einer Vertragsbeziehung nicht aufgehen, weil es darauf angewiesen ist, sich sowohl an Regeln zu halten als auch in der Begegnung mit dem einzelnen Patienten singuläre und damit kreative Entscheidungen zu fällen, die keinen standardisierten Schemata folgen. Jeder ernsthaft erkrankte Mensch hofft letztlich darauf, von einem Menschen behandelt zu werden, der nicht nur seine Vertragspflichten erfüllt, sondern dem er auch als Mensch vertrauen kann. Es ist die Zwischenmenschlichkeit, die aus der Begegnung eines Hilfsbedürftigen mit einem befähigten Helfer eine tragfähige Vertrauensbeziehung macht. In einer Medizin, in deren durchrationalisierten Abläufen die Zwischenmenschlichkeit sukzessive verdrängt wird, fällt es zunehmend schwer, zu vertrauen. Warum Vertrauen dennoch etwas Entscheidendes ist, soll in diesem Kapitel näher beleuchtet werden.

Vertrauen bewegt sich wesentlich in dem Spannungsfeld zwischen einem vorbehaltlosen Sich-Anvertrauen und der Gefahr der totalen Erschütterung. Gerade wegen seiner grundsätzlichen Erschütterbarkeit wären wir am liebsten gar nicht mehr auf Vertrauen angewiesen. Wir ahnen, dass es uns verletzbar macht, und ab dem Moment, da wir uns des Vertrauensaktes bewusst werden, spüren wir diese Verwundbarkeit. Wir leben in einer Zeit, in der wir mit unserer eigenen Verwundbarkeit nicht gut umgehen können und der Sicherheitsgarantie vor der Vagheit des Vertrauens den Vorzug geben. Daher die vertraglichen Absicherungen, die Kalkulationen, der berechnende Zugang auf die Welt. Und doch: Je mehr wir auf Sicherheitsgarantien pochen, umso mehr müssten wir uns in Gleichgültigkeit schulen, denn nur sie erlaubte es uns, in einem Modus zu leben, in dem wir nicht auf Vertrauen angewiesen wären. Ich denke also, je berechnender wir auf die Welt zugehen und je unverletzbarer wir sein wollen, desto mehr laufen wir Gefahr, das Leben selbst zu verfehlen. Man kann es auch so sagen: Das uns rechtlich Zustehende reicht in aller Regel nicht aus, um dadurch allein gut leben zu können. Es eröffnet sich eine Diskrepanz zwischen dem rechtlich Verbrieften und dem menschlich Notwendigen. Das rechtlich Verbriefte kann nur eine Art Grundausstattung sein, die nicht von sich aus den Menschen vergewissern kann. Für dieses notwendige Gefühl der Vergewisserung, des Vertrauens in die Zukunft, des Vertrauens in die Solidarität der Anderen, ja des Sozialsystems muss diese rechtlich verbriefte Grundausstattung angereichert werden durch das, was wir nicht einklagen können: Zuwendung, Wohlwollen, persönliche Verantwortungsübernahme. Wir können keine Verträge schließen, um uns Zuwendung oder Wohlwollen garantieren zu lassen. Wir können uns also Vertrauen nicht rechtlich verbriefen lassen – und doch brauchen wir Vertrauen, um überhaupt leben zu können.

Um diesen Gedanken zu vertiefen, müssen wir uns zunächst dem Begriff des Vertrauens nähern, auf eine systematische Weise, und zwar über das Vertrauen zwischen Personen. Wir bleiben also ganz beim Menschen, und bereits hier gibt es mehrere Bedeutungen von Vertrauen. Ich versuche, sie in sieben Punkten zusammenzufassen.

1. Vertrauen als Unterstellung guter Motive

Zwischenmenschliches Vertrauen bezieht sich immer auf den Charakter einer Person und nicht auf eine konkrete Handlung (das wäre eher Verlässlichkeit); wenn wir also sagen, dass wir einer Person vertrauen, gehen wir unwillkürlich davon aus, dass sie als Mensch gute Motive haben wird. Wir unterstellen ihr nicht nur eine bestimmte Könnerschaft oder Qualifikation, sondern halten sie für eine grundsätzlich vertrauenswürdige Persönlichkeit. Vertrauen bezieht sich auf Haltungen, nicht auf Handlungen; daher gilt es, zwischen Verlässlichkeit und Vertrauenswürdigkeit zu unterscheiden. So muss die Erfahrung von Unzuverlässigkeit bei einer Person nicht automatisch den Entzug ihrer Vertrauenswürdigkeit bedeuten, und auch andersherum hat jemand, den wir als verlässlich bezeichnen, nicht zwangsläufig auch unser Vertrauen. Vertrauenswürdigkeit verlangt einfach mehr als die Verlässlichkeit von Handlungen – ein gewissenhafter und kompetenter Ingenieur etwa ist nicht gleichzeitig ein vertrauenswürdiger Babysitter. Im Begriff der Persönlichkeit ist bereits angedeutet, dass das Vertrauen sich auf eine konstante Grundeinstellung bezieht. Es impliziert, dass die Eigenschaften, die das Vertrauen begründen, keine zufälligen Eigenschaften sind, sondern solche, auf die man über den Moment hinaus bauen kann. Man könnte die Vertrauenswürdigkeit somit als eine Tugend bezeichnen, da die Tugend eine Disposition darstellt, die über die Zeit hinweg besteht und sich nicht nur situativ oder kontingent einstellt, um bei der nächsten Situation wieder verloren zu gehen.

Das Vertrauen bezieht sich somit nicht auf eine bestimmte Leistung, sondern auf die ganze Person. Es setzt in gewisser Weise voraus, dass der Mensch, dem ich vertraue, wenigstens ansatzweise meine Werthaltungen teilt. Vertrauen, so könnte man sagen, setzt eine gemeinsame Wertebasis voraus. Es verlangt keine bestimmten Fähigkeiten, sondern eine moralisch gleichgesinnte Person. Ein zentraler Aspekt des Vertrauensverhältnisses besteht demnach darin, sich für die Verwirklichung eines gemeinsamen Wertes zu engagieren.[1] Man könnte es als ein zwischenmenschliches Band beschreiben, das sich auf die Verwirklichung eines geteilten Gutes richtet. Wer vertraut, bringt damit zugleich zum Ausdruck, als was er den Anderen sieht. Er unterstellt ihm nicht nur einen guten Charakter, sondern auch eine bestimmte Haltung des Wohlwollens, aus der eine Beziehung der Verbundenheit hervorgehen kann. Eine Verbundenheit, die nicht nur emotional, sondern zugleich moralisch über das Teilen gemeinsamer Werte begründet ist. Das ist ein entscheidender Punkt, denn wenn wir vertrauen, vertrauen wir auf die Konstanz dieser moralischen Überzeugungen, das heißt, wir gehen davon aus, dass diese Grundüberzeugungen des Anderen ganz gleich, was kommen wird, erhalten bleiben. Genau das unterscheidet das zwischenmenschliche Vertrauensverhältnis vom ökonomischen Verhältnis der wechselseitigen Interessenverfolgung.[2] Vertrauend unterstelle ich dem Anderen gerade nicht, dass er seinen Interessen nachgeht (die sich zufällig mit meinen decken), sondern ich gehe davon aus, dass er von Grundüberzeugungen getragen ist, die er nicht einfach fallen lässt, wenn die Interessenlage es verlangt. Ich betrachte ihn also als jemanden, der sich nicht opportunistisch verhält. Der implizite Grund meines Vertrauens – sein Charakter – bleibt über den Wandel der Zeit erhalten.

2. Vertrauen als Geschenk und Anforderung

Jemandem zu vertrauen ist ein großes Geschenk, denn im Grunde ist es ein starker Ausdruck der persönlichen Anerkennung. Der Vertrauende gibt mir zu verstehen, dass er mich für einen guten Menschen hält, für jemanden, dem er sein eigenes Wohl in die Hände legen kann, ohne Sicherheitsgarantien dafür zu verlangen. Daher geht mit dem Vertrauen zugleich die Anforderung einher, sich des Vertrauens als würdig zu erweisen. Das ist ein wichtiger Punkt. Denn wir können hier bis zu einem gewissen Grad von einer „sich selbst erfüllenden Erwartung"[3] sprechen. Je mehr ich einem Menschen vertraue, desto mehr fördere ich seine Vertrauenswürdigkeit, weil ich mit meinem Vertrauen an seine Moralität appelliere. Dieser Appell verlangt jedoch eine ganz bestimmte Grunddisposition und ein ganz bestimmtes zwischenmenschliches Verhältnis.

Dass wir Vertrauen „schenken" macht zugleich deutlich, dass Vertrauen grundsätzlich unverfügbar ist und somit nicht eingeklagt oder erzwungen werden kann. Es gibt keinen Anspruch auf Vertrauen. Wir können uns glücklich schätzen, wenn jemand uns vertraut; einen Anspruch darauf anzumelden, würde den besonderen Charakter des Vertrauens als einer personalen Auszeichnung verkennen. Vertrauen zu verspüren ist eine Auszeichnung der eigenen Person, die man nur dankbar empfangen kann.

Das Vertrauen macht den Anderen auf diese Weise groß und ruft in ihm eine Haltung hervor, die man als eine Grundbereitschaft zur Rücksichtnahme bezeichnen könnte.[4] Vertrauen heißt, vom Anderen etwas Gutes erwarten, und diese Erwartung setzt in ihm die grundsätzliche Bereitschaft frei, rücksichtsvoll zu agieren. Vertrauen zieht beim Anderen also nicht weniger als eine moralische Verpflichtung nach sich. Vertrauen – so könnte man auch sagen – veredelt. Die veredelnde Wirkung des Vertrauens ist nicht zu unterschätzen, da sie auf ihre Weise zu einer Humanisierung der Gesellschaft beitragen kann. Die Humanisierung ergibt sich aus der Dimension der Anerkennung, die im Vertrauenschenken liegt. Vertrauen ist ein Ausdruck von Anerkennung und damit eine Motivation, sich der Anerkennung würdig zu erweisen.

3. Ein Zugang jenseits des Kalkulatorischen

Vertrauen ist eine emotionale Einstellung und hat nichts mit Berechnung zu tun. Es ist weder Resultat eines Kalküls noch einer willentlichen Entscheidung,[5] sondern eine Grundempfindung, die sich einfach einstellt. Zwar können Vorerfahrungen eine Rolle spielen, aber man „sammelt" sie nicht, um irgendwann zu beschließen, *jetzt* zu vertrauen. Man könnte es sogar so formulieren: Je weniger ich es für nötig erachte, darüber nachzudenken, desto mehr Vertrauen ist da. Und je mehr ich umgekehrt über Vertrauen nachdenken muss, desto fragiler und fraglicher ist es. Vertrauen bedeutet gerade, dem Anderen nicht abwägend zu begegnen, sondern sich vorbehaltlos auf ihn einzulassen. Vertrauen wird nicht geplant, es entsteht einfach, nicht aus dem Nichts, auch nicht restlos unbegründet, aber doch nie als Resultat eines Aufrechnens. Eher könnte man sagen, es ist Resultat einer praktischen Urteilskraft, einer bestimmten Weltsicht, einer Atmosphäre oder eines Klimas, in das alles eingebettet ist. Man könnte es auch als einen Modus bezeichnen, in dem wir die Welt erfahren, als ein Gestimmtsein oder eine innere Befindlichkeit, aus der heraus wir auf den Anderen zugehen. Wir begegnen ihm aus einer inneren Überzeugung hinsichtlich seines Seins und Handelns. So weist Martin Hartmann darauf hin, dass wir nicht aus einer Beweisführung heraus vertrauen, sondern aus einer inneren Gewissheit heraus, die keine Beweise verlangt – aber auch keine Gegenbeweise verträgt.[6] Das Vertrauen ist so eine Art Vorschussleistung, die zerbrechlich ist und jederzeit zurückgenommen werden kann. Wir reagieren höchst empfindlich auf Anzeichen der fehlenden Vertrauenswürdigkeit, aber das Geben des Vertrauens erfolgt dennoch spontan. Kurz: Vertrauen ist kein „Investitionskalkül"[7], es entspringt – ähnlich wie Liebe und Zuneigung – unserer inneren Überzeugung.

Was Vertrauen jedoch von Liebe und Zuneigung unterscheidet, ist die Tatsache, dass man sich über das Vertrauen anders verständigt als über die Zuneigung. Zuneigung wird bekundet, sie wird in Worte gekleidet und mit Ausdrucksformen versehen. Das Vertrauen hingegen bleibt stets implizit. Wir machen es nicht eigens zum Thema, denn damit würden wir sein Vorhandensein in gewisser Weise in Frage stellen. Vertrauen schwingt in unserer Einstellung zum Anderen einfach mit, es tönt unser Weltverhältnis, ohne dass wir uns dessen explizit bewusst sind. Vertrauen bedeutet somit immer die Annahme einer Kontinuität der Welt und die Annahme einer Stabilität von Kontexten. Olli Lagerspetz hat das Vertrauen als einen Zustand beschrieben, in dem wir uns „irgendwie befinden"[8], so wie wir die Luft einatmen, die einfach da ist und deren Vorhandensein wir erst dann bemerken, wenn sie knapp wird. Vertrauen schwingt also zwischen den Menschen mit und wird erst dort zum Thema, wo sich Zweifel einschleichen. Lagerspetz fasst dies in dem lakonischen Satz zusammen: „Unhinterfragte Gewissheit ist stumm."[9]

Vertrauen hat folglich weniger mit Sachlichkeit zu tun als mit Zwischenmenschlichkeit und folgt daher anderen Gesetzen als denen der Kalkulation. Es ist die individuelle Beziehung zu einem anderen Menschen, die vorgibt, ob Vertrauen gedeihen kann oder nicht. Aus diesem Grund lässt es sich auch nicht einfach durch geeignete Vorkehrungen sicherstellen. Vertrauen ist kein Gegenstand des Managements, es ist grundsätzlich kontingent. Es lässt sich nicht herstellen und garantieren, sondern nur empfangen.

4. Wagnis Vertrauen

Im Vertrauen verbleibt immer ein Rest Unsicherheit, sonst wäre es kein Vertrauen, sondern eine Vereinbarung. Ihm ist somit das bereitwillige Akzeptieren eines Wissensdefizites inhärent. Wo alles sicher ist, stellt sich die Frage des Vertrauens nicht. Wer vertraut, akzeptiert, dass er eine bestimmte Handlung des Anderen nicht garantieren kann – und doch lässt er sich auf die Beziehung ein, im Vertrauen, dass sich der Andere entsprechend verhalten wird. Niklas Luhmann hat das Vertrauen daher als eine „riskante Vorleistung"[10] beschrieben. Man verzichtet auf das Einholen versichernder Informationen und lässt sich vorbehaltlos auf das Wagnis des Vertrauens ein. Wir können darin einen kreativen Umgang mit den Grenzen des Voraussagbaren erkennen. Das Vertrauen stellt eine konstruktive Antwort auf die Unvermeidbarkeit von Nichtwissen und Undurchsichtigkeit dar, eine Antwort darauf, dass das Leben keine letztgültigen Garantien bereithält. Vertrauend können wir über das Gesicherte und Evidente hinausgehen und mehr tun, als das Kalkül uns nahelegt. An die Stelle des Kontrollimperativs tritt die innere Ruhe – sodass Vertrauen nicht zuletzt als eine Voraussetzung für ein gutes Leben angesehen werden muss.

Vertrauen ist gut, Kontrolle ist besser, sagt man heute gerne. Dieser oberflächliche Spruch übergeht, dass die Zukunft sich grundsätzlich dadurch auszeichnet, unkontrollierbar, undurchsichtig und offen zu sein. Wer Vertrauen durch Kontrolle ersetzen möchte, müsste sich einsperren, um nur ja nichts und niemandem zu begegnen, denn jede Begegnung birgt unweigerlich Risiken in sich. „Ohne jegliches Vertrauen", so Luhmann, könnte der Mensch „morgens sein Bett nicht verlassen [...] alles wäre möglich."[11] Daraus wird deutlich, dass Vertrauen in gewisser Weise ein Sprung ist, der sich über die dem Leben inhärenten Ungewissheiten hinwegsetzt. Ohne diesen Sprung könnten wir mit der grundsätzlichen Offenheit unserer Zukunft nicht zurechtkommen. Vertrauen ist die emotionale Überbrückung eines zwingenden Defizits an Wissen über die Zukunft, und es ist die innere Disposition, das nicht als lähmend zu empfinden, sondern als normal. Vertrauenkönnen heißt also, tolerant sein zu können mit unserem fragmentarischen Wissen. Die objektive Unzulänglichkeit des Wissens wird durch das Vertrauen in eine subjektive Gewissheit überführt, die Gewissheit, dass das Leben auch ohne Garantien „gut ausgehen" wird.

Vertrauen kommt allerdings erst dort ins Spiel, wo es uns um wichtige Dinge geht. Denn man kann einem anderen Menschen nur im engeren Sinne „anvertrauen", was einem besonders am Herzen liegt. Und weil jeder Mensch etwas hat, woran ihm liegt, muss auch jedem etwas am Vertrauenkönnen liegen. Im Eingeständnis dessen, wie sehr einem an etwas liegt, erfährt man sich zugleich als verwundbar, da man sich im Moment des Vertrauens von den nicht kontrollierbaren Entscheidungen des Anderen abhängig macht. Wir geben dem Anderen Macht über uns oder das, was uns lieb ist, und erfahren in diesem Moment unsere eigene Schutzlosigkeit. Diese Abhängigkeit zu übersehen wäre schlicht blauäugig. Das Besondere des Vertrauens besteht jedoch darin, dass wir diese Abhängigkeit frei wählen. Mit dem Bewusstwerden der eigenen Abhängigkeit geht eine Akzeptanz der eigenen Verletzlichkeit einher. Wer unverwundbar sein will, ist dazu verurteilt, nie vertrauen zu können – er wird in eine Spirale des Kontrollierens verfallen und letztlich handlungsunfähig sein. Vertrauen ist also eine konstruktive Weise, mit der eigenen Verletzlichkeit umzugehen. Zugleich verweist es auf eine unhintergehbare Angewiesenheit des Menschen, weil es nicht möglich ist zu leben, ohne an den guten Charakter anderer Menschen zu glauben und daran, sich emotional auf sie verlassen zu können.

5. Vertrauen als Gegensatz zum Vertragsverhältnis

Im Vertrauen verzichtet man auf minuziöse Vorschriften und überlässt es der Vertrauensperson, selbst abzuwägen, was konkret zu tun ist. Vertrauen schenken bedeutet also anzuerkennen, dass sich das Handeln nicht restlos vorstrukturieren lässt. Statt zu formalisieren, wird auf den Ermessensspielraum der vertrauten Person gesetzt,[12] in der Zuversicht, sie werde sich um das, was man in ihre Obhut gibt, kompetent und eigenverantwortlich kümmern. Das Besondere des Vertrauens ist somit sein impliziter Charakter: Man legt die Umsetzung vorbehaltlos in die Hände des Anderen, was zugleich bedeutet, dass man ihm Freiraum und Handlungsfreiheit schenkt.

Damit ist Vertrauen das Gegenteil einer ausdrücklichen Vereinbarung, in der explizit und meist detailreich festgehalten wird, was zu tun ist. Und genau an diesem Punkt wird auch deutlich, was das Vertrauensverhältnis vom Vertragsverhältnis unterscheidet. Während man im Vertrauen, wie wir gesehen haben, seine Verwundbarkeit akzeptiert, strebt der Vertrag eine Minimierung dieser Verletzlichkeit an. Grundlage eines Vertrages ist stets ein abstraktes Vertragsgut, etwa die Lieferung einer Sach- oder Dienstleistung, die nicht vorbehaltlos anvertraut wird, sondern im Zweifelsfall eingeklagt werden kann. Die Vertragspartner werden ausdrücklich als formalisierte angesprochen: Man kann in einem Vertrag zwar benennen, wer die Pflichten zu erfüllen hat, die Vertragspersonen als solche treten jedoch weder in ihrer Persönlichkeit noch in ihrer Beziehung zueinander hervor. Das individuelle Ermessen wird durch scharf umrissene Handlungsvorgaben ersetzt, die nicht kontextabhängig interpretiert werden dürfen. Was in einer

Vertrauensbeziehung implizit, situationsangemessen und persönlich geleistet wird, erhält im Vertragsabschluss einen expliziten, schematisch-formalisierten und einklagbaren Charakter. Kurz: Jeder Vertrag ist formalistisch. Dadurch gewährt er zwar Sicherheit, bezahlt diese aber mit dem Verzicht auf eine situative Anpassung.

Das Verhältnis der jeweiligen Vertragspartner wird im Vertrag genau festgehalten; es lässt keine Deutungen und Abweichungen zu und findet mit der Bezahlung und Lieferung sein Ende. Beziehungen, menschliche Empfindungen von Verbindlichkeit oder Schuld haben hier keinen Ort, denn der Tausch, der in der objektiven Form des Vertrages niedergelegt wird, zeichnet sich gerade durch die strikte Unabhängigkeit der Tauschpartner aus. Anders ausgedrückt: Innerhalb einer solchen Tauschbeziehung findet man sich nach Vollzug der korrekten Verfahren gewissermaßen in einem leeren Raum wieder. Ebenso abstrakt, wie die Vertragspartner ihr Verhältnis eingegangen sind, ebenso abstrakt verlassen sie dieses wieder. Man erwartet von einem Vertragspartner kein persönliches oder gar moralisches Gefühl der Verpflichtung – und umgekehrt auch keines der Dankbarkeit. Beides ist unnötig, da die Vertragskriterien bereits alles abgegolten haben. Der französische Philosoph Marcel Hénaff bezeichnet den Vertrag daher als einen „Tausch des banalen Lebens"[13]. Im Blick auf Gegenstände mögen Vertragsverhältnisse genügen – in der Medizin haben wir es jedoch mit vulnerablen Menschen zu tun. Da kranke Menschen mehr brauchen als reine Sachleistungen, kann der Vertrag zwar einen Rahmen stiften, nicht aber Gefühle des Aufgehobenseins oder der Würde vermitteln.

6. Die Untergrabung des Vertrauens durch die Ökonomisierung

Verträge schließt man ab, um eigene Interessen zur Geltung zu bringen. Die Orientierung an der Implementierung der je eigenen Interessen ist sogar der Grundzug des Vertrages. Damit ist er auch das Gegenteil des sozialen Engagements, das er durch seine präzise Definition der vertraglichen Leistungen gewissermaßen überflüssig machen möchte. Der Vertrag sieht weder Empathie noch Hilfsbereitschaft vor und auch nicht, dass man sich als Vertragspartner Gedanken über das Wohlergehen des Anderen macht. Es genügt, seine vereinbarten Pflichten zu erfüllen – und zwar im Interesse an sich selbst. Dies bringt bereits Adam Smith, der Begründer der Nationalökonomie, unzweideutig auf den Punkt: „Nicht von dem Wohlwollen des Fleischers, Brauers oder Bäckers erwarten wir unsere Mahlzeit, sondern von ihrer Bedachtnahme auf ihr eigenes Interesse. Wir appellieren nicht an ihre Humanität, sondern an ihre Eigenliebe."[14]

Was sich also durch die Übernahme rein ökonomischen Denkens in die Medizin einschleicht, ist der zunehmende Verlust nicht nur des Vertrauens, sondern auch der personalen Vertrauenswürdigkeit. Die Vertrauenswürdigkeit geht dadurch verloren, dass der Arzt dazu angehalten wird, sich bei jedem Patienten zunächst zu fragen, ob der Patient ihm, dem Arzt, etwas bringt. Der Patient wird als Stellschraube zur Erreichung eines Erlöses benutzt. Dass das eine Umkehrung des eigentlichen Sinns der Medizin bedeutet, wird kaum reflektiert, allenfalls diffus gespürt. An die Stelle des Vertrauens tritt die Berechnung. Wenn wir uns vergegenwärtigen, dass ein Wirtschaftsunternehmen von innen her auf dem Kalkül des Eigennutzens beruht und mit diesem

Kalkül auch seinen Umsatz berechnet, so wird klar, dass die Überführung der Medizin in einen Wirtschaftsbetrieb den Verlust all der Werte bedeutet, die nichts mit dieser ‚nüchtern' kalkulierenden Orientierung an eigenen Interessen zu tun haben.

Das zeigt auf, wie sehr sich die moderne Medizin von ihrem ureigensten Auftrag entfremdet – und dies, ohne es zu merken. Man ahnt es ansatzweise erst dort, wo Ärztinnen oder Ärzte in eine Sinnkrise verfallen, und diese Sinnkrise hat etwas mit der sukzessiven Untergrabung der Vertrauensbeziehungen innerhalb der Medizin zu tun – der Aushöhlung des Vertrauens zwischen Arzt und Patient wie auch der Aushöhlung des Vertrauens der Krankenkassen in die spezifische Kompetenz des Arztes, die sich nur bedingt an standardisierbaren Vorgaben messen lässt und mehr verlangt als das, was sich auf der Ebene des Vertrages aushandeln lässt. Was Ärzte vor allem brauchen, ist das Gefühl, dass sie etwas Sinnvolles tun, dass sie eine sinnstiftende Tätigkeit verrichten, und der Sinn ihrer Tätigkeit ergibt sich aus dem Bewusstsein, für Andere da sein und sich in ihrem Tun als vertrauenswürdig erweisen zu können. Sie sind darauf angewiesen, dass sie in einem System arbeiten, in dem es ihnen ermöglicht wird, nicht aus äußerer Gratifikation heraus das Richtige zu tun, sondern aus dem guten Gefühl, in eine Beziehung zu ihren Patienten treten zu können, die es ihnen erlaubt, ihre fachliche Kompetenz, ihre Erfahrung und ihre menschliche Empathie gleichermaßen in der Zuwendung zum Anderen aufgehen zu lassen. Eine solche Beziehung setzt gegenseitiges Vertrauen voraus. Sie setzt aber auch voraus, dass der Arzt mehr investiert, als er von Rechts wegen muss. Die totale Vertraglichung ist daher Ausdruck einer Demoralisierung ärztlicher Tätigkeiten und, wenn man es bis zu Ende denkt, das Resultat einer im Vorhinein bereits stattgehabten Entwertung des ärztlichen Berufs, mit dem eben keine Zwischenmenschlichkeit mehr in Verbindung gebracht wird, sondern eine formale Leistungserbringung.

Zweifellos kann die Medizin ohne garantierte Ansprüche und damit Vertragsbeziehungen nicht realisiert werden. Jeder Patient hat einen Anspruch auf entsprechende Sorgfalt, auf konkrete Standards, auf die Gewährleistung einer rechtlich garantierten Form von Medizin. Und doch ist die Vertragsbeziehung zur Oberflächlichkeit verurteilt: Der Vertrag bindet die Menschen, aber er verbindet sie nicht. Setzen wir allein auf den Vertrag, das heißt auf Sachdienlichkeit und Rechte, so läuten wir nichts anderes ein als eine „Vergleichgültigung" der menschlichen Beziehungen, weil mit dem Vertrag als reinem Tauschverhältnis eine Art Recht auf Indifferenz transportiert wird. Je mehr der Vertrag als zentrales Paradigma gepriesen wird, desto mehr wird die soziale Frage reduziert auf eine „effiziente Sozialität" (Marcel Hénaff), bei der es eben dann nicht mehr primär um persönliche Bindung geht, sondern stattdessen um formale Regelbefolgung. Denn die Leistungserbringung schafft automatisch Distanz, sie soll letztlich aus der zwischenmenschlichen Beziehung zwischen den Personen Patient und Arzt eine „personennahe Dienstleistung" zwischen zwei Parteien machen. Übersehen wird dabei, dass die Arzt-Patient-Beziehung – gerade wenn es um schwere Krankheiten geht – angemessen nicht anders betrachtet werden kann als eine menschliche Gemeinschaft. Vielleicht ließe sich sogar sagen: Diese Zwischenmenschlichkeit stellt für einen ernsthaft kranken Menschen etwas so Kostbares dar, dass dafür überhaupt kein Tauschpreis angegeben werden kann.

Aus dem Vergleich zwischen Vertrauen und Vertrag wird deutlich: Was durch Vertrauen gewonnen wird, lässt sich durch keinen Vertrag ersetzen. Ohne Vertrauen gibt es keine Nähe, kein Aufgehobensein, keine gelebte Solidarität, kein Gefühl der moralischen Verbundenheit. Und dies führt uns zum letzten Punkt.

7. Die gemeinschaftsstiftende Kraft des Vertrauens

Wie Georg Simmel festhält, ist Vertrauen ohne Zweifel eine der zentralen „synthetischen Kräfte" innerhalb der Gesellschaft.[15] Nur über das Vertrauen sind Kooperation und Gemeinschaft unter Menschen möglich, denn jeder von uns wäre außerstande, die schier unendliche Anzahl von Informationen einzuholen, die es bräuchte, um eine Kooperation mit oder Beziehung zu jemandem restlos abzusichern. Würden wir nicht unablässig in die emotionale Vorleistung des Vertrauens investieren, wären wir handlungs- und beziehungsunfähig. Erst das Vertrauen also ermöglicht Beziehungen und verleiht ihnen Tiefe. Es hat daher eine kohäsive Kraft und zugleich das Potenzial zur Humanisierung einer Gesellschaft, weil es gute Gefühle freisetzt und die Bereitschaft steigert, sich für ein geteiltes Gut aktiv zu engagieren.

Man könnte das Vertrauen als eine Grundfähigkeit beschreiben, die der Tugend sehr nahekommt. Was es jedoch von anderen Tugenden unterscheidet, ist, dass es hier eine Balance zu finden gilt zwischen gesundem Misstrauen und einer grundsätzlichen Disposition zu vertrauen. Wer das Vertrauenkönnen als Möglichkeit von vornherein ausschließt und sich auf bloße Kontrolle versteift, wird keine Beziehungen eingehen und mit niemandem kooperieren können. Er wird sich damit aus großen Bereichen von Glück und Gelingen ausklammern. Reines Misstrauen führt zum Verlust von Chancen und zu „verschenkten Gelegenheiten" (Russel Hardin).[16] Erst durch die Fähigkeit zu vertrauen verbindet man sich mit anderen Menschen und erweitert damit den Radius seiner eigenen Handlungsmöglichkeiten. Weil Vertrauen letztlich nichts anderes ist als die Bereitschaft, Beziehungen einzugehen, die sich der Kontrolle entziehen, würde ein Leben in ständigem Misstrauen eine beziehungsverhindernde Grundhaltung bedeuten.

Gerade vor diesem Hintergrund scheint es nicht möglich, ohne Vertrauen ein erfülltes Leben, ja überhaupt ein Leben mit anderen Menschen zu führen. Daher haben wir gar keine andere Wahl als zu vertrauen. Wir müssen gesund vertrauen können, nicht blind. Man kann und muss sich durch Erfahrung, Urteilskraft und Intuition vor der Enttäuschung eines Vertrauensbruchs schützen, aber man sollte sich zugleich freimachen von der Vorstellung, Vertrauen könne nur dann gegeben werden, wenn man sich in allen menschlichen Belangen absichert. Vertrauen ist eine Art Mittelzustand zwischen Nichtwissen und Wissen. Wer vertraut, weiß etwas, auch wenn er es oft nicht beziffern kann. In Anlehnung an Georg Simmel ließe sich das auf folgenden Punkt bringen: Wer alles weiß, *braucht* nicht zu vertrauen – wer dagegen gar nichts weiß, *kann* es nicht.

Natürlich wollen wir Sicherheit, aber einklagbare Sicherheit kann es immer nur dort geben, wo formalisiert wird. Die wichtigsten Dinge im Leben verlangen aber nicht nach formalistischen Handreichungen, sondern nach vertrauenswürdigen Menschen, die sich um sie kümmern. Die Medizin ist daher aufgefordert, sich in ihrem Tun nicht allein nach den Kriterien der Vertragsgerechtigkeit und der Fachexpertise auszurichten, sondern sich darüber klar zu werden, dass sie sich um Vertrauen bemühen muss. Der Patient ist auf eine vertrauenswürdige Medizin angewiesen, eine Medizin, deren Vertrauenswürdigkeit darin zum Ausdruck kommt, dass der Arzt gute Motive hat, sorgende Motive, die jenseits des eigenen Vorteils liegen – und zugleich die Fähigkeit, diesen Motiven des Wohlwollens Handlungen der Hilfe folgen zu lassen. Gute Motive, die den Arzt seinerseits erst dazu befähigen, durch diese Grundhaltung auch zu einer angemessenen Reaktion auf den Patienten zu finden. Denn es ist Wohlwollen, das das Handeln des Arztes in einer menschlichen Gemeinschaft verankert sein lässt, durch die sich der Patient gestärkt weiß und durch die er Hoffnung schöpfen kann. Hoffnung zumindest darauf, dass ihm dieses Wohlwollen – ganz gleich was geschieht und ganz gleich was aus ihm wird – erhalten bleiben wird.

Das unabdingbare Vertrauen weist somit eine direkte Verbindung zum Thema Hoffnung auf. Wir können nur dann Vertrauen empfinden, wenn wir Hoffnung haben. Schon das zeigt auf, wie wichtig es ist, sich mit dem Thema Hoffnung, gerade wenn es um ernste Krankheiten geht, zu beschäftigen. Dies soll das nächste Kapitel leisten.

7. Hoffen – was Hoffnung für die moderne Medizin bedeuten kann

„Die Verzweiflung ist trügerischer als die Hoffnung."
(LUC VON CLAPIERS, MARQUIS VON VAUVENARGUES)

Als junger Arzt musste ich einmal eine Patientin über ihre unheilbare Tumorkrankheit aufklären. Nachdem wir über alles gesprochen hatten, sagte sie: „Da kann man nur noch hoffen." Diese Antwort hat mich beeindruckt und ich habe lange nachgedacht, wie sie das wohl gemeint haben könnte. Erst mit der Zeit begriff ich, dass diese Patientin vollkommen verstanden hatte, was es auf sich hat mit der Hoffnung. In jedem Fall hat mir ihre Antwort vor Augen geführt, dass Hoffnung ein Thema ist, das viel mit der Behandlung von Patienten zu tun hat. Die moderne Medizin konzentriert sich auf pragmatische Verfahrensweisen, aber sie befasst sich viel zu wenig mit existenziellen Fragen, obwohl sie es sind, die die Menschen beschäftigen, wenn sie ernsthaft erkranken.

Zunächst scheint es schwer, über so etwas wie Hoffnung zu sprechen. Wir leben in einer Zeit, in der der Mut zu hoffen abhanden kommt, weil alles von Planung und Garantiedenken durchdrungen ist. In unserer von Naturwissenschaft, Technik und Ökonomie geprägten Gegenwart gibt es ein Präjudiz für das Kalkulatorische. Tagtäglich wird uns beigebracht, dass nur das strategische Handeln ein gutes Handeln sei. Die Hoffnung hat hier keinen leichten Stand, da die Zukunft, auf die sich eine naturwissenschaftlich orientierte Medizin richtet, eine durch Berechnung verlängerte Gegenwart ist – und keine wirklich offene Zukunft. Naturwissenschaft lässt die Zukunft als prognostizierbar erscheinen, als das Resultat ausweisbarer Naturgesetze. Wer in einem solchen Weltverständnis von Hoffnung spricht, macht sich verdächtig, weil man ihm Unzulänglichkeit nachsagen wird: Unzulänglichkeit darin, im Blick auf sein zukünftiges Leben ausreichend Informationen einzuholen und vorzusorgen. An die Stelle von Hoffnung tritt heute das Management. Das Hoffen wird so zu einer unzeitgemäßen Haltung. Wo Zweckmäßigkeit und Kausalitäten als die maßgeblichen Entscheidungsgrundlagen gelten, gibt es eben nur Notwendigkeiten, Wahrscheinlichkeiten und Prognosen, aber keine wirkliche Hoffnung. Die moderne Medizin setzt auf die Zahl, auf die Kontrolle, auf das Berechnen; damit kann sie Prognosen herstellen, aber keine Hoffnung im Sinne eines Vertrauens in die Zukunft geben. Zwar muss das naturwissenschaftliche Denken sich auf das Feststellbare beschränken, um überhaupt wissenschaftliche Aussagen fällen zu können. Durch die einseitige Orientierung an dem, was man feststellen kann, wird der Horizont der Wirklichkeit jedoch zwangsläufig eingeengt. Kurz: Wir leben in einer Ära, in der wir lieber rechnen, statt zu hoffen. Und niemand von uns wird das Rechnen aufgeben wollen, um nur zu hoffen. Aber nur zu rechnen, ohne zu hoffen – das ist einfach zu wenig, um leben zu können.

Um die existenzielle Bedeutung der Hoffnung im Kontext der Medizin zu verdeutlichen, sollte man sich dem Begriff zunächst ganz systematisch nähern. Was ist Hoffnung überhaupt? Wir unterscheiden zwischen einer konkreten

Hoffnung, die sich auf ein bestimmtes Gut richtet, und einem allgemein gehaltenen „hoffnungsvollen Gestimmtsein". Dieses Letztere hat Otto Friedrich Bollnow auch als universelle Hoffnung beschrieben. Ganz ähnlich unterscheidet Luise Rinser in ihrem Buch *Über die Hoffnung* (1964) zwischen einem „hoffen, dass" und einem „Hoffendsein", und auch der Philosoph Alois Edmaier spricht von einer „gegenständlichen Hoffnung" in Abgrenzung zur „Grundhoffnung". Während das gegenständliche Hoffen das Erwarten eines bestimmten zukünftigen Gutes im Sinne einer „Alltagshoffnung" meint, stellt die „Grundhoffnung" die existenzielle Tiefenschicht dar, die das konkrete Hoffen überhaupt erst möglich macht. Das Französische unterscheidet diesbezüglich auch semantisch zwischen *espoir* als wandelbarer Hoffnung und *espérance* als fundamentaler Hoffnung. Diese erste wichtige Unterscheidung darf jedoch den Zusammenhang beider Formen von Hoffnung nicht überdecken: Danach können wir nur dann konkret hoffen, wenn wir von einer prinzipiellen Grundhoffnung getragen sind. Der Mensch wählt also seine Alltagshoffnungen auf dem Boden einer Hoffnung, die ihn trägt und leitet. Was aber genau ist diese Hoffnung? Ich möchte die systematische Analyse zunächst in sieben Punkten weiterverfolgen, um dann die Bedeutung des Hoffens für die moderne Medizin herauszuarbeiten.

1. Hoffnung als realistischer Zukunftsbezug

„Jedes Hoffen", so drückt es der Philosoph Helmut Fahrenbach aus, „ist ein zeitlich gerichtetes Erstrecktsein in die Zukunft"[1]. Man hofft auf etwas, das noch aussteht. Zwar kann man auch hoffen, etwas in der Vergangenheit möge nicht geschehen sein, aber auch dann hoffen wir nicht für die Vergangenheit, sondern für die Zukunft. Der Mensch lebt im Modus der offenen Zukunft. Er ist ein zukunftsverwiesenes Wesen, denn die Vergegenwärtigung dessen, was morgen sein soll, ist lebensbestimmend für seine Gestaltung des Heute. Da die Zukunft aber niemals sicher ist und daher in großen Teilen unverfügbar bleibt, ist der Mensch darauf angewiesen, auf eine Zukunft hoffen zu können, die er braucht, um seine Gegenwart zu gestalten. Wir alle leben im Modus des Hoffens.

Und doch kann man nur auf etwas hoffen, das grundsätzlich erreichbar ist. Ein *per se* unerreichbares Gut kann kein Gegenstand des Hoffens sein. So kann man zwar hoffen, (in irgendetwas) besser zu werden, aber nicht darauf, ewig jung zu bleiben. Das wäre eher eine Utopie, ein Wunsch oder eine Sehnsucht, aber kein Hoffen. Hoffen hat nichts mit Wunschträumen zu tun. Denn in unseren Wünschen sind wir vollkommen frei, aber wenn wir von Hoffen sprechen, beziehen wir uns auf etwas, das grundsätzlich realisierbar ist. Und hier stoßen wir bereits auf einen wesentlichen Punkt, der dem heutigen Sprechen über Hoffnung im Wege steht. Hoffnung wird oft mit illusionärem Denken in Verbindung gebracht, während das Gegenteil der Fall ist. Das Besondere der Hoffnung liegt gerade darin, dass sie dazu befähigt, den rein kalkulatorischen Zugang auf die Welt zu übersteigen und unter Vernunft mehr zu verstehen als ein rein instrumentelles Berechnen. Zwar setzt auch das Hoffen ein Berechnen voraus, aber es bleibt hier nicht stehen. Hoffnung ist daher weniger eine strategische Handlung als eine Haltung, und zwar eine Haltung zur Unabsehbarkeit der Zukunft.

Die Unabsehbarkeit der Zukunft macht es auf der anderen Seite nicht leicht, gut zu hoffen. So gibt es die trügerische, die unaufgeklärte, auch die blinde Hoffnung – aber ist eine blinde Hoffnung wirklich noch Hoffnung? Man sollte zwischen Hoffnung und Wunschdenken, Tagträumerei oder Utopie begrifflich unterscheiden. Im Gegensatz zu den Letzteren geht Hoffnung mit einem klaren Blick für das „Ist" einher. Sie übergeht die Realität nicht, sondern erkennt sie an. Und weil sie die Unzulänglichkeiten des Jetzt klar erkennt, ist sie grundsätzlich vernunftorientiert. Hoffnung ist also dadurch charakterisiert, dass sie die widrige Realität nicht übertüncht, sondern sie bejaht, aber so, dass sie sich von ihr zugleich nicht überwältigen lässt. Mit anderen Worten: Der Hoffende sieht mehr als das, was sich unmittelbar darbietet. Er erkennt die dem Widrigen innewohnende Möglichkeit. Hoffnung ist also kein defizitäres Wissen, sondern die Fähigkeit, mehr zu sehen. Gerhard Sauter hat sie daher als eine Art Spürsinn bezeichnet für das, was die Zukunft an positiven Möglichkeiten bereithält.[2] Der Hoffende ist der klar Sehende, jemand, der sich Perspektiven schafft. In den Wörterbüchern des 19. Jahrhunderts wurde die Hoffnung sogar in einer semantischen Assoziation zum Hoffnungslicht beschrieben.[3] Eben diese doppelte Bedeutung – einerseits Blick für die Wirklichkeit zu sein, andererseits Sinn für die Möglichkeit – macht Hoffnung so faszinierend.

2. Hoffnung als Anerkenntnis der Grenze der eigenen Verfügungsgewalt

Hoffnung, so würde ich formulieren, ist die Verbindung von Rationalität und Demut. Demut in dem Sinne, dass dem Hoffenden bewusst wird, dass die Zukunft grundsätzlich unverfügbar ist und sich der Eintritt des Erhofften nicht restlos planen und garantieren lässt. Die Zukunft hat man nicht in der Hand, sie *widerfährt* einem. Wir können also nur dann von Hoffnung sprechen, wenn wir uns in einer Situation befinden, die von Unsicherheit und Unkontrollierbarkeit geprägt ist. Der Grad an Sicherheit, mit dem man von einem zukünftigen Ereignis ausgeht, unterscheidet die Hoffnung von der Erwartung. Wären wir ziemlich sicher, dass etwas eintritt, würden wir von Erwartung sprechen, aber nicht von Hoffnung. So können wir zwar auf Heilung einer schweren Krankheit hoffen – auf das planmäßige Ankommen des Busses hoffen wir dagegen nicht, sondern erwarten es. Hoffnung kommt somit erst dann ins Spiel, wenn ein Gut schwer erreichbar oder sein Eintreten eher unwahrscheinlich ist.

Aber nicht nur die Unsicherheit, ob das Erhoffte auch eintritt, zeichnet die Hoffnung aus. Immer geht es zugleich darum, sich einzugestehen, dass man im Hoffen auf nicht beeinflussbare Umstände angewiesen ist, auf eine glückliche Fügung oder auf die Hilfe Dritter. In der Hoffnung erkennen wir an, dass es nicht allein von unserem Handeln abhängt, ob das, was wir erhoffen, eintritt. Kurz: Das Hoffen impliziert die Anerkenntnis der Grenzen der Verfügungsgewalt, es bezieht sich auf Momente, die jenseits des eigenen Machtbereichs liegen. Der französische Philosoph Gabriel Marcel formuliert das so: „Die einzig echte Hoffnung ist die, welche sich auf etwas richtet, das nicht von uns abhängt."[4] Die Hoffnung ist demnach damit verbunden, die Grenzen des Machbaren, Vorhersehbaren und Planbaren anzuerkennen. Man könnte diesen Gedanken auch so zuspitzen: Erst die Grenze lässt den Menschen hoffen.

Als Hoffende bewegen wir uns also in einer Art Schwebe: wohl wissend, dass die Zukunft nicht restlos durch unser Handeln beeinflussbar ist, aber mit der inneren Überzeugung, dass sie realisierbar erscheint. Es geht also um die innere Einstellung zu einem zwangsläufig fragmentarischen Wissen. Hoffnung verleiht uns gewissermaßen die Kraft dazu, den nicht aufhebbaren Schwebezustand der menschlichen Existenz auszuhalten und dadurch auch in Situationen der Ungewissheit handlungsfähig zu bleiben.

3. Hoffnung als Nicht-Fixiertsein

Josef Pieper beschreibt die Hoffnung als ein „Sich-Offenhalten für eine Erfüllung, von der man nicht nur die Stunde, sondern auch die Gestalt nicht kennt."[5] Man kann dies auch positiv formulieren: Die Hoffnung verschließt sich gegenüber dem Kommenden nicht, weil sie nicht von vornherein festlegt, was kommen *soll*. Hoffnung umfasst daher eine Vorstellung von Zukunft als Offenheit. Sie hat etwas mit Erschließenkönnen zu tun, mit der Fähigkeit, sich einzulassen. Durch diese bejahende Haltung ist es möglich, sich die Zukunft bereits *in* der Gegenwart zu vergegenwärtigen und auf diese Weise Zukunft zu „haben". Der Hoffende spannt sich nicht auf eine bestimmte Zukunft aus und zurrt sie auf ein projizierbares Ergebnis fest, sondern lässt die Zukunft auf sich zukommen und bleibt somit offen für das, was kommt. Der hoffende Mensch ermöglicht also Zukunft allein dadurch, dass er sie zulässt. Er stellt keine Bedingung an sie. Er kapriziert sich nicht auf einen eng umschriebenen Inhalt, von dem er dann den Sinn seines Lebens abhängig macht – er vertraut. Er vertraut darauf, dass selbst dann, wenn das jetzt so heftig Ersehnte nicht eintritt, etwas anderes da sein wird, das es ihm erlaubt, zu leben. Der Hoffende vertraut somit weniger auf eine günstige Fügung der Dinge als darauf, dass er sich, ganz gleich wie die Dinge kommen, innerlich dazu verhalten können wird. Er vertraut auf seine innere Stärke, am Unvorhersehbaren nicht zu zerbrechen.

Hoffen heißt, sich auf die Zukunft einzulassen – in der Zuversicht, das Kommende bewältigen zu können. Worauf sich die Hoffnung richtet, ist somit weniger ein zukünftiger Inhalt als das eigene Selbst. In einem tieferen Sinne hofft man nicht auf „etwas", sondern auf sich selbst. Man hofft darauf, der Zukunft gewachsen zu sein. Das unterscheidet das Hoffen vom Planen. Der Planende extrapoliert die jetzige Erwartung in die Zukunft. Der Hoffende hingegen lässt die Zukunft kommen, bereit, sie als *seine* Zukunft anzunehmen.

Gerade dieser Aspekt ist für die Medizin von besonderer Tragweite. Wir haben gesehen, dass die Hoffnung einen schweren Stand hat. Das hat vor allem etwas damit zu tun, dass wir heute ein gebrochenes Verhältnis zur Offenheit der Zukunft haben. Wir halten es kaum aus, nicht genau zu wissen, was morgen sein wird. So verbeißen wir uns auf das Durchplanen, auf Wahrscheinlichkeitsrechnungen und Prognosen, um die offene Zukunft in den Griff zu bekommen. Aber das wird nie gelingen, da sich die Zukunft gerade dadurch auszeichnet, unverfügbar zu sein, immer und jederzeit. Daher können wir nur dann gut leben, wenn wir lernen, diese Unverfügbarkeit des Kommenden anzunehmen und uns innerhalb ihrer einzurichten. Die Fähigkeit, sich innerhalb eines grundsätzlich offenen Raumes einzurichten, nennt man Hoffnung. So lässt sich vielleicht besser verstehen, warum wir heute in einer ‚hoffnungslosen' Zeit leben und warum die Medizin so sehr auf Prognosen setzt und so wenig auf Hoffnung. Auch sie kann diese Offenheit nicht aushalten und flüchtet daher in den Szientismus.

Und noch ein weiterer Aspekt ist wichtig: In ihrer technischen Herangehensweise legt die Medizin im Vorhinein fest, was das Therapieziel sein soll. Damit engt sie sowohl ihren eigenen als auch den Blick des Patienten auf eine allein unter Gesichtspunkten der Wahrscheinlichkeit betrachtete Zukunft ein. Wahrscheinlichkeiten kann man aber nur im Hinblick auf das berechnen, was man bereits als erwartbare Zukunft festgelegt hat. Würden wir vollkommen frei denken, müssten wir anerkennen, dass wir im Grunde gar nicht wissen können, was zu hoffen ist, da wir die Zukunft nicht restlos vorstrukturieren können. Je mehr wir also wissenschaftlich-technisch an das Krankgewordensein herangehen, desto mehr engen wir den Radius unserer Vorstellungskraft ein und kaprizieren uns auf die Ausschnitte, die man probabilistisch technisch herbeiführen kann. Die technisch induzierte Haltung der Erwartung engt somit den großen Horizont der Zukunft in eklatanter Weise ein und macht blind für all das, was man nicht berechnen und planen, was aber dennoch eintreten kann.

Der naturwissenschaftlich-technische Zugang verleitet den Patienten aber nicht nur zu dieser verengten Perspektive, sondern auch dazu, sich auf sie zu fixieren und zunehmend unfähig zu werden, von der scheinbar prognostizierbaren Zukunft auch abzulassen und neue Ufer zu betreten. Ganz wie der zum Techniker und Leistungserbringer erklärte Arzt wird auch der Patient auf die Erwartung eingeschworen – und verlernt zu hoffen. Das ausschließliche Einschwenken in die Erwartung bringt es jedoch mit sich, dass man sich verschließt. Es macht den Horizont enger und setzt

Kontrollansprüche in Gang. Je mehr also die Medizin sich als eine rein technische und zweckrationale ausgibt, desto mehr sorgt sie für eine Verengung des Blicks und für ein Sichverschließen des Patienten.

Die Äußerung der eingangs zitierten Patientin: „Da kann man nur noch hoffen", brachte zum Ausdruck, dass sie offen-blieb für das, was kommen wird, dass sie aber zugleich darauf vertraute, das Kommende würde irgendwie gut sein. Sie ver-traute auf etwas, was sie gar nicht genau beziffern konnte, einfach aus einer inneren Gewissheit heraus. Dies war mög-lich, weil die in unserem Gespräch (das nicht unter der Vor-gabe einer konkreten Erwartung stand) entstandene Vertrau-ensbasis solche Gefühle des sich Aufgehobenwissens grund-sätzlich zuließ. So tut man gut daran, in derartigen Krisen-situationen die Hoffnung nicht auf ein ganz bestimmtes Ziel einzuengen, sondern sie als das anzusehen, was sie ihrem Wesen nach ist: ein Offenbleiben für das, was kommen wird, und ein Vertrauen darauf, es bewältigen zu können.

4. Hoffnung als Geduld

Der Hoffende etabliert ein bestimmtes Verhältnis zur Zeit. Wer hofft, nimmt eine Einstellung zur Zeit ein, die dem Nicht-Hoffenden verwehrt bleibt: die Bereitschaft zur Ge-duld, die Fähigkeit, die Dinge auf sich zukommen zu lassen und auf den „Prozess des Wachsens und Reifens [zu] ver-trauen"[6]. Die Hoffnung bewahrt also vor Verbissenheit – und vor Verzweiflung. Der Hoffende weiß um die Unkalkulier-barkeit der Zukunft; er weiß zwar nicht, was wird, aber er verfügt über die innere Bereitschaft, diesen Zustand des Nicht-Wissens mittels der Geduld zu überbrücken. Hoff-nung unterscheidet sich von Rebellion und auch von Verzweiflung darin, dass sie zur Geduld befähigt, dass sie einen davon abhält, die Dinge zu erzwingen oder vorschnell für abgeschrieben zu erklären. Vielleicht könnte man die Hoffnung als einen Respekt vor der Zeit beschreiben, als die Anerkenntnis dessen, dass der Zeit ein Prozess des Wandels inhärent ist, dass sich die Dinge ändern und dass wir ab dem Moment, wo wir die Hoffnung verlieren, diesen Respekt vor der Zeit aufgeben und zur Ungeduld neigen. Gabriel Marcel macht auf eine eindringliche Weise deutlich, dass gerade die Verzweiflung im Grunde nichts anderes ist als ein Akt der Ungeduld: „Das ist, wohlverstanden, die gleiche Verzweiflung, die mich zu verkünden treibt, dass ich nie gesund werden kann [...]. [E]s scheint aber doch so zu sein, dass ich in der Hoffnung im Hinblick auf das Geschehen und vor allem im Hinblick auf das, was dieses Geschehen aus mir macht, einen Typus von Beziehungen, eine Weise der Vertraulichkeit entwickle, vergleichbar der Haltung, die ich dem anderen gegenüber annehme, wenn ich Geduld mit ihm habe."[7] Dieser Gedanke zeigt, dass Hoffnung nichts anderes ist als die Fähigkeit, im Blick auf das eigene Schicksal Geduld aufzubringen. Sie wird dadurch möglich, dass man nicht nur einen anderen Blick auf die Zukunft wirft, sondern vor allem einen anderen Blick auf die Gegenwart. Während der Verzweifelte die Gegenwart auf das Noch-Nicht einschränkt, also in ihr gefangen bleibt, erkennt der Hoffende durch die defizitäre Gegenwart hindurch die grundsätzliche Möglichkeit des Guten. Der Hoffende ‚hat' somit mehr Zukunft als der Nicht-Hoffende, weil er die Gegenwart als eine Möglichkeit von Zukunft begreift und sie sich also im Jetzt zu vergegenwärtigen weiß. Geduld ist die Kunst der Vergegenwärtigung von Zukunft inmitten der Gegenwart.

Auch hieran können wir die Einseitigkeiten und Unzu-
länglichkeiten innerhalb der Entwicklungen der modernen
Medizin erkennen. Durch die Ökonomisierung gerät die
Medizin in eine Situation, in der die Zeit das Erste ist, was
dem Effizienz- und Rentabilitätsdenken geopfert wird: die
Zeit für das geduldige Abwarten und das Zulassen eines
Reifungsprozesses. Das Ergebnis wird nicht abgewartet,
sondern durch das Machen erzwungen. Mit der Wegratio-
nalisierung der Zeit aber wird zugleich die Fähigkeit des
Menschen zur Hoffnung wegrationalisiert. Sie schlüpft gewissermaßen zurück in die Büchse der Pandora. Wo keine
Grundhaltung des Sich-Zeit-Lassens gepflegt wird, bleibt
kein Raum für Hoffnung – und keiner für Trost. Es handelt
sich hier um einen Teufelskreis, denn die Beschleunigungs-
tendenzen und der Aktionismus machen ein Hoffen unmöglich und sind doch zugleich Resultate des Nicht-hof-
fen-Könnens. Wo Hoffnung ausbleibt, setzt Aktionismus
ein.

5. Hoffnung als Impuls zum Handeln

Nach dem Gesagten könnte man dazu verleitet sein, die
Hoffnung in einen Kontrast zum beherzten Handeln, zum
Gestalten, zum Agieren zu bringen. Das Besondere der
Hoffnung besteht jedoch darin, nicht das Gegenteil des
Handelns zu sein, sondern ein Teil davon. Hoffnung ist daher nicht mit einem bloßen Abwarten zu verwechseln – sie
schließt den Impuls zur Gestaltung in sich ein. „Hoffnung
ist tätiges Auslangen nach Zukunft", so hat es der Theologe
Ralf Lutz einmal formuliert.[8] Also nicht ein Gelassensein,
sondern ein Auslangen und Ausgreifen nach Zukunft, nach
einer Zukunft, die man „tätig" herbeiführen möchte.

Den Wert der Hoffnung für das Handeln bringt Alois Edmaier auf den Punkt, wenn er schreibt: „Wenn der Wunsch der Vater des Gedankens ist, so ist die Hoffnung die Mutter der Tat."[9] Für den Hoffenden hat die gute Zukunft den Charakter einer Verpflichtung. Es ist ihm ein Anliegen, an dieser grundsätzlich möglichen Zukunft mitzuwirken. Er ist gerade nicht der Schicksalsergebene, der Fatalist, der sich dem, was kommen wird, einfach ausliefert – er vertraut auf eine gute Zukunft und möchte sich gerade deshalb für sie einsetzen. Paul Ricœur nennt die Hoffnung die „Leidenschaft für das Mögliche"und betont, diese Leidenschaft verankere sich unweigerlich in „realen Strebungen".[10] Die hoffende Vergegenwärtigung eines Besseren in der Zukunft stiftet nicht zur Passivität an, sondern zur Gestaltung der Gegenwart.

Daraus wird deutlich, dass es eine Verbindung gibt zwischen Hoffnung und Freiheit. Der Philosoph Richard Schaeffler definiert die menschliche Freiheit als „die Kraft, die konkreten, stets relativen und vorläufigen Handlungs-Alternativen durchsichtig zu machen für die Ziele, auf die die Hoffnung sich ausspannt"[11]. Erst durch den Mut zur Handlung, den die Hoffnung verleiht, wird der Mensch dazu befähigt, seine Freiheit in Anspruch zu nehmen. Die Hoffnung bewahrt vor Resignation, also davor, in der Antizipation des Scheiterns die noch bestehende Handlungsfreiheit gar nicht erst in Anspruch zu nehmen. Indem sie die bestimmten Ziele in die Weite der Zukunft zurückstellt, verleiht die Hoffnung dem Menschen die Freiheit, über das Faktische hinauszudenken, Alternativen einzubeziehen und der Offenheit der Zukunft gemäß ohne Scheuklappen zu denken und zu handeln.

6. Hoffnung als Anerkenntnis der eigenen Vulnerabilität

Und noch ein weiteres Vorurteil, das man dem Hoffen entgegenbringt, muss hinterfragt werden. Hoffnung – das klingt verklärend, beschönigend, romantisierend. Doch bei genauer Betrachtung ist sie auch hier genau das Gegenteil. Das wird schon deutlich, wenn wir uns vor Augen führen, wann Hoffnung überhaupt zum Thema wird. Man spricht nicht von Hoffnung, wenn man beschwerdefrei lebt. Sie kommt erst dann ins Spiel, wenn das Grundbefinden sich ändert, wenn wir Angst haben und uns bedroht fühlen. Aus diesem Grund ist Hoffnung gerade für den kranken Menschen so zentral. Von Hoffnung zu sprechen bedeutet somit zugleich, anzuerkennen, *dass* man sich bedroht fühlt, gefährdet und in Sorge. Nicht ohne Grund verwenden wir in unserem Sprachgebrauch das Begriffspaar Hoffen und Bangen. Gabriel Marcel fasst das so zusammen: „Die Basis der Hoffnung ist das Wissen um eine Situation, die uns verzweifeln lässt."[12] Wenn man hofft, ist man mit einer Situation der Bedrängnis konfrontiert, mit der Bedrohung, den Boden unter den Füßen zu verlieren. Auch Helmut Fahrenbach beschreibt Hoffnung als „Antwort auf eine fragliche Situation"[13]. In dieser Situation der grundlegenden Fraglichkeit und des unaufhebbaren Bangens stößt der Hoffende in die Tiefenstruktur des Seins vor. Und durch dieses Vordringen in die Tiefe wird ihm bewusst, was ihm den Halt gibt, darauf zu vertrauen, dass selbst in der Vergeblichkeit und im Scheitern nicht alles sinnlos sein wird.

Um das zu verstehen, kann es hilfreich sein, Hoffnung mit einem anderen Begriff zu vergleichen, mit dem sie häufig verwechselt wird, mit Optimismus. Ein Optimist ist jemand, der die Verzweiflung nicht ernsthaft als Option erwägt. Er betrachtet die Realität unter Ausklammerung ihrer möglichen Tragik und handelt daher unerschrocken, leichtfüßig, ja blauäugig. Hoffnung ist genau das Gegenteil davon, weil sie dort aufkommt, wo die Leichtigkeit, die Unbeschwertheit und Unbekümmertheit zerrissen worden sind. In diesem Zustand blendet der Hoffende nicht aus, sondern möchte alles sehen. In der Hoffnung ist somit eine Art Hellsichtigkeit verankert, die dem von Gewissheit erfüllten Optimisten entgeht. Der Hoffende sieht sowohl die Möglichkeitshorizonte als auch die Gefährdung, ja Fraglichkeit der Existenz. Er lebt daher in einem Spannungsfeld zwischen Angst und Zuversicht, ohne das eine gegen das andere austauschen zu können. Sein Grundgefühl ist nicht allein die Überzeugung, sondern auch die Ambivalenz, und gerade diese ermöglicht ihm ein tieferes Verständnis seines Daseins.

7. Hoffnung als Vertrauen und Sinnverstehen

Sobald wir hoffen, bringen wir damit zum Ausdruck, dass es einen Grund gibt, der uns trägt. Dieser Grund des Hoffens lässt sich jedoch nicht ausweisen oder rechtfertigen. Er liegt im Hoffenden selbst; man kann ihn nur entdecken, nicht herstellen oder begründen. Das Hoffen verweist also auf einen tragenden Grund des Seins, darauf, was den einzelnen Menschen dazu motiviert, weiterzumachen. Mit anderen Worten: Der eigentliche Grund des Hoffens ist nicht jenes Etwas, das man sich erhofft – es ist vielmehr das Vertrauen darin, eine lebenswerte Zukunft zu haben, worin auch immer sie bestehen mag. Hoffnung ist demnach nichts anderes als ein Vertrauen in die Möglichkeiten der Zukunft, darauf, dass selbst in der allergrößten Not noch nicht alles gesagt ist. Der hoffende Mensch bringt hoffend ein Vertrauen zum Ausdruck, nämlich das Vertrauen darin, dass es etwas gibt, für das es sich zu leben lohnt.

Grundlegender betrachtet ist die Hoffnung eine Art lösende Antwort auf die existenzielle Befindlichkeit des Menschen, der eben als Mensch nie letztgültige Sicherheiten haben kann. Dieses Vertrauen kann sich auf kein nachweisbares Wissen beziehen; es ist vielmehr eine Ahnung, die aus der Tiefe der Person kommt, oder ein implizites Wissen. Gabriel Marcel bezeichnet es als „supralogisches Wissen". Man könnte es auch schlicht Überzeugung nennen, denn in die Überzeugung fließt mehr ein als rationales Kalkül. Marcel vergleicht es mit einem Vorschuss oder Kredit, den der Mensch gewährt, weil er sich nach Einheit sehnt und nicht anders kann als sich auf die Zukunft auszurichten in der Zuversicht, ganz werden zu können. Dieser Vorschuss berührt die Conditio Humana als solche: Der Mensch strebt nach Erfüllung, und Erfüllung heißt Ganzheit erfahren, das Fragmentarische des Seins überwinden. Im Hoffen kommt dieses Urbedürfnis des Menschen zum Tragen und wird im zuversichtlichen Handeln umgesetzt.

Indem die Hoffnung ahnend und im Vertrauen auf einen tragenden Grund auf Möglichkeiten verweist, birgt sie das Potenzial zur Überwindung der Daseinsangst. Hoffend ist es möglich, innerhalb des Gewahrwerdens der grundlegenden Fragilität der menschlichen Existenz Geborgenheit zu erfahren – und dies geht über in ein Sinnverstehen.

Die Hoffnungen des Menschen beziehen sich auf einen Grund, der etwas mit der im Sein des Menschen verankerten Sehnsucht nach Ganzheit zu tun hat. Diese Sehnsucht nach Überwindung des Fragmentarischen und der Gegensätze ist ein Bestreben, das nichts mit persönlichen Vorlieben zu tun hat, sondern mit der Existenz des Menschen an sich. Daher ist Hoffnung eine anthropologische Konstante und kein Resultat äußerer Verhältnisse. Sie gehört zum Menschen, weil der Mensch, jeder auf seine Weise, nach Ganzheit strebt.

Als ein „Existenzial" ist Hoffnung stets mit der Frage nach Sinn verknüpft. Der hoffende Mensch verfängt sich nicht im Partikularen, sondern fragt nach dem Sinn des Ganzen, und er kann die widrige Realität nur dann überschreiten, wenn er diesen letzten Sinn in seine „realen Strebungen", wie es bei Ricœur heißt, einbaut. Hoffnung ist die Verinnerlichung einer Aussicht auf Sinn, ein Vertrauen darauf, dass das Ganze des Lebens trotz der Widrigkeiten nicht sinnlos bleibt.

Hier zeigt sich, dass im Hoffen eine Selbstverständigung stattfindet. Aufgerufen durch die Fraglichkeit seines Seins beginnt der Mensch, sich eine Bestimmung zu geben. So wäre das Hoffen weniger eine letztgültige Antwort als vielmehr eine Verfassung, in der dieses Fragen nach dem Sinn des Lebens zugelassen wird. Hoffnung leitet den Menschen dazu an, sich selbst zu verstehen. Helmut Fahrenbach hat sie vor diesem Hintergrund treffend als ein „Sich-Finden" beschrieben, als das Sich-Finden innerhalb eines Horizontes, der die ganze Existenz umgreift.

Alles Hoffen ist Gemeinschaft

Was also könnte nach diesen sieben Punkten Hoffnung im Blick auf die heutige Medizin bedeuten? Das Nachdenken über die Existenz des Menschen zeigt die Hoffnung als eine lebensrettende Ressource auf. Nur, woher nehmen? Man kann sie nicht einfach von außen an den Patienten herantragen. Sie bleibt letztlich unverfügbar. Und doch ist Hoffnung nichts, was entweder da ist oder nicht – Hoffnung ist ein *Prozess*, ein Prozess des Sich-Findens. Bei einer lebensbedrohlichen Erkrankung hofft man zunächst auf Heilung. Dieser erste, ganz natürliche Impuls duldet keinen Widerspruch. Man sucht nach Halt in der Hoffnung auf Wiederherstellung des bisher Selbstverständlichen. Und doch sollte man mit der Zeit anerkennen, dass es nicht nur diese Hoffnung geben kann. Zahlreiche Studien belegen, dass Menschen, die sich der Unheilbarkeit ihrer Krankheit bewusst geworden sind, beginnen, neu und anders zu hoffen. Das ist das Prozesshafte des Hoffens. Das Problem der modernen Medizin besteht darin, dass sie diesen Prozess unterbindet, indem sie beim ersten Schritt stehenbleibt.

Wenn Heilung nicht mehr möglich ist, endet die Hoffnung nicht – sie beginnt erst. Erst dann ist die Situation der Bedrängnis so virulent, dass der Mensch sich auf die Suche nach einem tragenden Grund begibt. Auf dieser Suche braucht er Beistand, und zwar nicht in Form von Hoffnungsangeboten, sondern im Aufzeigen dessen, dass es sich lohnt, nach einem tragenden Grund weiterzufragen und die Wirklichkeit danach zu durchforsten.

Wenn jemand krank wird und die medizinische Heilung nicht anschlägt, kann er also entweder Hoffnung schöpfen oder verzweifeln. Beides liegt in der Natur des Menschen. Hoffnung ist sicher nichts, was einfach da ist. Einfach da ist vielmehr das Gefühl der Bedrohtheit, des Gefährdetseins, und eben dieses wird in der Erkrankung in einem besonderen Maße lebendig. Daher kommt es darauf an, ob es bei diesem Gefühl bleibt oder ob der Mensch irgendwo einen

Grund zur Hoffnung findet, keinen gegenständlichen und nachweisbaren Grund, sondern einen, der in ihm selbst liegt, in seiner Einstellung zur Welt. Jeder Mensch kann in jeder Situation seines Lebens die Zuversicht erlangen, dass er sich trotz der schlechten Prognose noch immer von etwas getragen wissen kann, sei es von einer geliebten Person, sei es vom Bewusstsein, etwas hinterlassen zu können, sei es von wertvollen Begegnungen mit anderen Menschen, die in der jeweiligen kleinen Welt etwas verändert haben. Es geht bei der Hoffnung letzten Endes um ein Vertrauen darauf, dass etwas, das einem am Herzen liegt, Bestand haben wird (siehe Kapitel Vertrauen). Es geht um das Vertrauen in den Fortbestand von etwas Bedeutungsvollem. Und es geht darum, auf eine Gemeinschaft hoffen zu dürfen, weil man in ihr erfahren kann, wie kostbar es sein kann, (noch) am Leben zu sein.

Hier kann es nur individuelle Antworten geben, Antworten, die dem eigenen Wesen entspringen. Ich bin aber fest davon überzeugt, dass jeder Mensch, auch der, der an kein Jenseits glaubt, hoffen kann. Er kann hoffen darauf, dass er irgendwoher die Kraft erhalten wird, die Konfrontation mit der Krankheit und dem damit verbundenen Leid zu bewältigen. Er kann darauf hoffen, dass er nicht alleine sein wird, darauf, dass es auch in dieser Situation Geborgenheit geben kann, dass er das Gefühl haben darf, anderen etwas zu bedeuten. Es geht letzten Endes um die Hoffnung auf Hilfe, aber eben nicht Hilfe im einseitigen Sinne einer Heilung oder Reparatur, sondern im Sinne einer helfenden Gemeinschaft, einer Gemeinschaft, die selbst etwas Tragendes sein kann, weil man sich durch sie aufgefangen fühlt und ein Gespür für die Kostbarkeit des noch Lebendürfens erhält.

Hoffnung ist also nicht zuletzt als ein Resultat der Beziehung zu anderen Menschen zu verstehen. Hoffen kann man nicht aus sich allein; man braucht das Gefühl, dass da jemand ist, der an einen glaubt. Ohne die Erfahrung eines Gegenüber ist Hoffnung schwer möglich. Hoffnung hat somit immer einen Gemeinschaftsbezug, und gerade deswegen sind ernsthaft kranke Menschen existenziell auf eine Medizin angewiesen, die das Sprechen und die Beziehung nicht ausklammert. Der Münchner Mediziner Martin Hildebrandt schreibt dazu: „Der Heilungsprozess erhebt keinen Anspruch auf Erfolg, aber auf den Versuch auf Erfolg – und dieser kann zwar nicht nur in Gemeinschaft gelingen, in der Einsamkeit aber auf jeden Fall hervorragend scheitern. Mehr als einen Versuch zu versprechen, wäre unfair – wer es jedoch nicht versucht, hat bereits verloren. Das Angebot von Gemeinschaft ist der Minimalanspruch, der an Heilungsprozesse zu stellen ist. […] Im Moment des Scheiterns von Heilung, im Tod zugegen zu sein, ist eine oftmals schwer erträgliche Herausforderung. Sie ist aber nichts im Vergleich zu der Angst, im Moment des Todes allein zu sein. Hoffnung auf Heilung ist Hoffnung auf Gemeinschaft."[14]

So wird immer deutlicher, dass Hoffnung letzten Endes einen dialogischen Charakter hat. Sie bleibt angewiesen auf ein Du, auf Zwischenmenschlichkeit. Gabriel Marcel bezeichnet „Wir-Begegnungen" als Grundlage jeder Hoffnung.[15] Und genau diese Begegnungen bilden auch das Potenzial der Beziehung zwischen Arzt und Patient. Wenn es gelingt, aus dem Arzt-Patient-Kontakt eine Begegnung im Sinne einer echten „Wir-Begegnung" zu machen, öffnet sich der Raum für Hoffnung.

Zusammengefasst lässt sich sagen: Wir leben in einer Zeit, in der die Rede von großen Hoffnungen eher verdächtig erscheint und in der wir es vorziehen, von kleinen Chancen auf Erfolg sprechen. Auf Lebenskrisen antworten wir mit Verfahrenstechnik und pragmatischem Vorgehen. Und so wählt man den Versuch der Kontrolle, anstatt danach zu fragen, wo der Grund eines größeren Hoffens liegen könnte. Die moderne Hoffnung ist die Hoffnung, die Zukunft kontrollieren und restlos sicher machen zu können. Genauer besehen ist dies eigentlich keine Hoffnung, sondern eher ein Ausdruck von Hoffnungslosigkeit. Je mehr wir die Zukunft der Prognostik unterwerfen, desto mehr gebärden wir uns wie Hoffnungsunfähige, denen die tragende Zuversicht auf eine offene Zukunft verloren gegangen ist. Diese verschleierte Form der Unfähigkeit zur Hoffnung zeigt sich auch im Umgang mit der Krankheit. Wir neigen dazu, einseitig auf die günstige Beeinflussung der äußeren Determinanten zu hoffen, und vergessen, dass wir als Menschen die Fähigkeit mitbekommen haben, über die innere Vergewisserung einen Halt zu finden, aus dem eine Existenz hervorgehen kann, die keiner äußeren Kontrolle bedarf. Je mehr wir allein auf die Bezwingung des Faktischen starren, desto mehr verspielen wir das Potenzial, das in uns selbst steckt.

Die Zukunft einer humanen Medizin kann daher nur darin liegen, neben dem Planen und Heilenwollen wirkliche Hoffnung zu ermöglichen, weil dadurch das Leid zwar nicht beseitigt, aber doch sein *totalisierender* Charakter durchbrochen werden kann. Hoffnung kann helfen, sich nicht restlos durch das Leid bestimmen zu lassen. Damit erweist sie sich als Zugang zu einer inneren Freiheit, als Öffnung von Zukunft und als Vertrauen auf das Bewältigenkönnen dessen, was vergeblich erscheint. Wir brauchen daher eine Beziehungsmedizin, eine Zuwendungsmedizin, die dem Kranken dabei helfen kann, an der eigenen Krankheit nicht zu verzweifeln. Eine solche Medizin wird ihn darin unterstützen können, ein neues Zutrauen zu seinen eigenen Ressourcen zu entwickeln. Das ist die tiefste und umfassendste Therapie, die man anbieten kann. Daher muss man alles dafür tun, dass auch in Zukunft jeder Mensch auf eine solche lebensstützende Medizin hoffen darf.

Jetzt sind wir einen langen Weg gegangen, vom Schicksal, dem Annehmenlernen, und dem Vertrauenkönnen bis hin zur Hoffnung. Es sollte deutlich werden, dass kein Mensch wirklich glücklich werden kann, wenn diese drei Haltungen nicht irgendwo ihren Platz finden. Aber – sie finden diesen Platz nicht allein. Wenn er mit existenziellen Fragen konfrontiert ist, braucht jeder Mensch ein Gegenüber, einen anderen Menschen, mit dem er sprechen kann und von dem er sich verstanden fühlt. Ohne dieses Gefühl, sich verstanden zu wissen, wird man vor allem als kranker Mensch weder zu einer Selbstbejahung gelangen noch Vertrauen empfinden oder gar hoffen können, weil all diese Werte gemeinschaftsorientierte Werte sind, die im solipsistischen Zurückgeworfensein auf sich selbst nicht gedeihen können. Daher steht am Ende meiner grundlegenden Reflexionen das *Verstehen* – als Hauptdesiderat einer Medizin der Zwischenmenschlichkeit, wie ich sie als Antwort auf die Not der Menschen in diesem Buch formulieren will.

8. Den kranken Menschen verstehen

„An jedem Punkt öffnet das Verstehen eine Welt."

(WILHELM DILTHEY)

In einer Studie wurden ambulante Patienten befragt, was aus ihrer Sicht der wichtigste Faktor für den Therapieerfolg sei. Der am häufigsten angekreuzte Punkt war: „Mit jemandem reden, der mich versteht."[1] Allein dieser Befund zeigt schon auf, wie wesentlich es ist, den Menschen, dem man helfen möchte, erst einmal zu verstehen. Dieses Verstehen wird heute zunehmend erschwert, weil die Medizin als Naturwissenschaft einen Erkenntnisweg wählt, der den Menschen in seiner Lebenswelt gar nicht mehr in den Blick nimmt. Versteht man unter Wissenschaftlichkeit vor allem das Messen und Verobjektivieren, impliziert dies, dass auch der Mensch durch verallgemeinerbare und überprüfbare Erklärungsprinzipien erfasst werden können muss. Man glaubt, Menschen wie Befunde deuten zu können, und sucht nach Gesetzmäßigkeiten, nach überprüfbaren festen Kriterien, nach Verallgemeinerbarkeiten. Wie wir im Eingangskapitel aufgezeigt haben, wird der kranke Mensch aus der Sicht der Naturwissenschaft sozusagen als Modell für eine Krankheit genommen, während er als Mensch hinter dem Modell verschwindet. Im Kontext einer von Naturwissenschaft und Ökonomie geprägten Medizin muss sich der Mensch, der eben kein Modell ist, sondern ein unverwechselbares und einzigartiges Individuum, daher grundsätzlich unverstanden fühlen.

Dabei geht es mir keineswegs darum, die Legitimität des naturwissenschaftlichen Zugangs auf den Menschen in Frage zu stellen – im Gegenteil. Er hat seine Berechtigung, und er hat sich in den vergangenen eineinhalb Jahrhunderten in vielen Fällen als segensreich erwiesen. Aber er reicht nicht. Das menschliche Individuum mit seiner jeweils ganz eigenen Lebensgeschichte kann durch die allgemeinen Gesetze der Naturwissenschaft zwar besser verortet werden (im Sinne der besonderen Ausgestaltung einer bestimmten Kategorie), aber das Individuum selbst kann unter sie nicht subsumiert werden, es geht nicht in ihnen auf. Der Mensch als lebendiges Wesen ist durch die Beschreibung seiner naturwissenschaftlichen Beschaffenheit nicht in seiner Essenz erfasst, weil wir so noch nichts von ihm als Mensch verstanden haben. Deswegen ist das Verstehen so entscheidend.

Die Bedeutsamkeit des Verstehens am Beispiel Schizophrenie

Die Bedeutsamkeit des Verstehens lässt sich vielleicht am besten an einem Beispiel verdeutlichen. Ich greife hierfür das Beispiel der Schizophrenie heraus. Eine an dieser Psychose leidende Patientin hat einmal in einem Selbsterfahrungsbericht festgehalten: „Ich habe oft das Gefühl, dass die Kranken nicht erklären können und die Gesunden nicht verstehen."[2] Es gibt so viele Patienten, die einfach verzweifeln, nicht etwa wegen ihrer Symptome, sondern schlicht daran, dass sie niemand versteht. Gerade Menschen mit psychischen Erkrankungen leiden unter einer Medizin, die dazu neigt, den Stellenwert des Verstehens zu unterschätzen. Aus der Perspektive der kranken Menschen werden Ärzte häufig so erlebt, als interessierten sie sich lediglich für den Patienten als Symptomträger, nicht jedoch als Mensch. Denn die moderne Medizin richtet ihr ganzes Augenmerk darauf, Symptome ausfindig zu machen und diese therapeutisch zu bekämpfen. Die Perspektive des oder der Kranken ist jedoch eine andere. Jemand, der an einer Psychose leidet, empfindet nicht primär Symptome, sondern er sieht sich einer Welt ausgesetzt, die er als feindselig und fremd erfährt, und einem Leben, das durch die Krankheit völlig aus der Bahn geraten ist. Seine Grundbefindlichkeit ist das Gefühl der Fremdheit. Einem solchen Gefühl kann man nicht einfach durch Medikamente beikommen, so notwendig und unabdingbar diese sonst auch sein mögen. Wirklich helfen kann man dem Kranken nur, wenn man sein Erleben, seine existenzielle Krise versteht. Einen Menschen mit Schizophrenie zu behandeln bedeutet, neben seinen Symptomen zugleich und vor allem sein Leiden zu behandeln, und dazu muss man verstehen, wie und worunter er leidet. Erst wenn wir dieses Leid verstanden haben, wissen wir auch, wie wir ihm helfen können. Das Leiden eines an Schizophrenie erkrankten Menschen – und in den meisten Fällen sind dies junge Menschen – ist in erster Linie ein soziales Leiden, ein Leiden an verloren gegangenen Perspektiven, an den Reaktionen der Anderen, am Stigma der Krankheit. Die Krankheit hat diese Menschen aus ihrem ursprünglichen Lebensplan herausgeworfen und bedroht sie immer wieder aufs Neue mit sozialer Desintegration. Vor allem jedoch hat die Krankheit dazu geführt, dass auch das nächste Umfeld sie, die psychisch Kranken, nunmehr anders wahrnimmt als zuvor.

Die Medizin konzentriert sich auf die Symptome der Schizophrenie, und auch an diesen leiden die Patienten: Sie leiden an der Akutsymptomatik mit ihrer ganzen Unruhe und sie leiden an den Negativsymptomen, vor allem an der damit verbundenen Antriebslosigkeit. Diese Symptome lassen sich mit Medikamenten behandeln; und Medikamente sind es auch, die die Krankheitsschübe minimieren können und damit in ihrer stabilisierenden und folglich sozialisierenden Funktion nicht zu unterschätzen sind. Aber es bleibt ein Leiden übrig – das Leiden am Verlust des Selbstwertgefühls. Der Psychiater Asmus Finzen bringt dieses Leiden sehr treffend zum Ausdruck: „Menschen mit Schizophrenie leiden am Bewusstsein, nicht mehr dem Bild der ursprünglichen Person zu entsprechen, weil sie ahnen, dass die Angehörigen nicht sie, sondern die frühere Person geschätzt hatten."[3]

Nimmt man diese Erfahrung ernst, so wird deutlich, was Therapie heißen muss. Sie hätte vor diesem Hintergrund wesentlich damit zu tun, die Patienten aus ihrer Isolation zu befreien und ihnen gegenüber zum Ausdruck zu bringen, was für wertvolle Menschen sie sind, jetzt, *in* ihrer Erkrankung, und nicht nur in ihrem Zustand davor. Für diese Vermittlung der Wertschätzung aber ist etwas unabdingbar – und das ist das Verstehen. Ohne Verstehen wird diese Vermittlung nicht gelingen, denn der kranke Mensch wird sich nicht als wertvoll erfahren können, wenn er sich nicht verstanden fühlt. Genau diesen Wert des Sich-verstanden-Fühlens bestätigt die eingangs genannte Studie.

Wenn das Verstandenwerden ein Hauptdesiderat des Patienten ist, muss man sich näher damit beschäftigen, was dieses Verstehen heißen kann. Was ist Verstehen überhaupt? Was ist nötig, um einen kranken Menschen zu verstehen? Was heißt es genau, einen anderen Menschen zu verstehen – als Gegenüber, als Pflegender, als Arzt oder Ärztin, als Therapeut, als professioneller Helfer?

Verstehen heißt den Anderen sehen

Eines der wesentlichen Hindernisse im Verständigungsprozess ist die Vorstellung, man könne einen anderen Menschen *ganz* verstehen. Man wird als Mensch einen anderen Menschen jedoch nie ganz verstehen können, aus dem einfachen Grund, weil er ein Anderer ist. So muss man sich immer wieder eingestehen, dass der Andere ein Anderer bleiben und somit immer etwas Rätselhaftes, immer etwas Überraschendes, immer etwas Unvorhersehbares haben wird. Was man im Prozess des Verstehens als Höchstes erreichen kann, ist das „Vertraut-Werden in der Distanz" (Helmut Plessner), aber nie die totale Enträtselung. Erst wenn wir uns also von einer Totalisierung des Verstehens frei machen, werden wir dem Anderen gerecht, denn jeder Anspruch auf ein totales Verstehen bringt die Gefahr der Vereinnahmung des Anderen mit sich. Nietzsche hatte einen scharfen Blick dafür: „Verstanden zu werden? Ihr wißt doch, was das heißt? – Comprendre c'est égaler."[4] Die Gefahr des Gleichmachens ist unter dem Anspruch des totalen Verstehens überaus virulent; man neigt dann dazu, die Andersheit zu negieren und den Anderen unter dem, was man schon kennt, zu subsumieren. Jochen Hörisch spricht von der „Wut des Verstehens"[5], die sich über jede Differenz und jede Andersartigkeit hinwegsetzt, um den Anderen sozusagen nivellieren und in bereits vorhandene Kategorien einordnen zu können.

Vor diesem Hintergrund ist es wichtig, sich zu vergegenwärtigen, dass der Mensch eben nicht nur *in* der Welt lebt, sondern im *Austausch* mit ihr und somit in einem grundsätzlich offenen Verhältnis zur Welt und zu sich selbst. Daher lässt sich auch das Verhalten oder das Gefühl eines Menschen nie linear auf ein bestimmtes Phänomen der Welt zurückführen, sondern ist stets das Ereignis einer komplexen Gemengelage aus Vorerfahrungen, Zugestoßenem und individueller, das heißt singulärer mentaler Verarbeitung. Verstehen verlangt somit zunächst nicht weniger als Demut: Demut vor der grundsätzlichen Unergründlichkeit des Menschen. Denn der Mensch ist eben nicht einfach ein Rätsel, das man löst – er bleibt als Mensch immer zugleich ein Geheimnis, das nie restlos gelüftet werden kann. Dieses Eingeständnis ist wichtig, um sich vor einem vorschnellen Schubladendenken zu hüten; es ist wichtig, um sich davor zu hüten, den Menschen, den man verstehen möchte, auf ein Objekt zu reduzieren und seine Individualität hinter einem allgemeinen Begriff verschwinden zu lassen. Vor einem solchen Einordnen des Anderen in vorgefertigte Konzepte können nur Grunddispositionen wie Bescheidenheit und Zurückhaltung bewahren. Verstehen, so könnte man sagen, hat eher etwas mit zurückhaltender Behutsamkeit zu tun als mit zupackender Tatkraft.

Gerade in der modernen Medizin ist die Gefahr eines kategorisierenden Nicht-Verstehens des kranken Menschen sehr groß. Denn die angehenden Ärztinnen und Ärzte werden dahingehend sozialisiert, kausale Erklärungen nicht nur für körperliche Manifestationen zu liefern, sondern auch für Gefühle. Damit aber sieht sich der kranke Mensch Erklärungen ausgesetzt, die mit ihm als lebendigem Wesen nur noch wenig zu tun haben. Marie von Ebner-Eschenbach bringt den Unterschied zwischen kausaler Erklärung und echtem Verstehen auf den Punkt, wenn sie schreibt: „Die verstehen nur wenig, die nur das verstehen, was sich erklären lässt." Das will nichts anderes heißen, als dass das

Verstehen das Besondere und Singuläre im Gesamtzusammenhang meint und eben keine Gesetzmäßigkeit und kein Raster. Wer einen anderen Menschen verstehen möchte, muss sich also zunächst von dem Ansatz lösen, lineare Kausalerklärungen bereithalten zu müssen, und sich gegen jedes Schablonendenken verwahren. Er darf nicht allein das Kausaltypische suchen und so tun, als ginge es beim Verstehen um die Entfaltung einer logischen Argumentation, sondern muss sich vom kausalanalytischen Denken lösen und sich dem Besonderen im Menschen zuwenden, was eine Hinwendung zur konkreten Situation, zur Singularität impliziert. Die Hinwendung zum Charakteristischen verlangt keine logische, sondern (im Sinne Kants) eine „ästhetische" Urteilskraft, da das Besondere aus dem Ganzen nur erschlossen und nicht einfach abgeleitet werden kann.

Es geht somit beim Verstehen nicht um formale Ableitungen, sondern um die Bereitschaft, sich von der unverwechselbaren Geschichte des Anderen ansprechen zu lassen, und das gelingt nur, wenn man die Andersheit des Anderen anerkennt. Für die Medizin bedeutet das, dass man den Patienten nur dann verstehen kann, wenn man sich vergegenwärtigt, dass man in der Begegnung mit ihm das Selbstverständliche hinter sich lässt und auf ein unverwechselbares Individuum stößt. Die Medizin tut sich mit diesem Überschreiten des Selbstverständlichen schwer, weil sie dazu angehalten wird, in Kategorien zu denken, und nicht selten schiebt sich die Diagnose zwischen Arzt und Patient und verhindert jedes Verstehen, weil suggeriert wird, es gäbe über die Diagnose hinaus nichts weiter zu verstehen. Die Diagnose anerkennen und sie zugleich hinter sich lassen – das ist die Kunst des Verstehens in der Medizin.

Hineindenken aus der Distanz

Verstehen ist etwas sehr Anspruchsvolles, denn einerseits erfordert es ein Sich-mitnehmen-Lassen, andererseits mahnt es zur Distanz. Ein Mensch, der sich ganz mit dem Anderen identifiziert und sich dessen Gefühle zu eigen macht, mag zwar viel empfinden – aber hat er wirklich verstanden? Verstehen verlangt Nähe und Distanz zugleich, denn Nähe allein impliziert zwar ein Widerspiegeln, aber kein Verstehen. Zum Verstehen des Anderen ist auch Abstand nötig, weil nur in der Distanz das kritisch-analytische Moment als Vorbedingung für das Verstehen zur Geltung kommen kann. Je mehr ich mich innerlich mit dem Anderen identifiziere, desto mehr laufe ich Gefahr, das Meinige in ihn hineinzulesen und nicht wirklich den Anderen in seiner ihm eigenen Art zum Vorschein zu bringen. Es kommt eben darauf an, dass ich meine eigenen Gefühle zurückstelle, weil ich anerkennen muss, dass die Gefühle, die ich habe, zwangsläufig ich-bezogen sind. Um wirklich beim Anderen zu sein, muss ich diese Ichbezogenheit überwinden und in der Lage sein, meine Gefühle dem Verstehen hintanzustellen. Es geht somit um ein Hineindenken aus der Distanz, das zwar in zweiter Linie durchaus mit Fühlen, primär aber mit Erkennen zu tun hat. Die Philosophin Heidemarie Bennent-Vahle bezeichnet die hierfür notwendige Tugend als „nachdenkliche Aufgeschlossenheit"[6], was sich auch durch die Tätigkeit des „Nachvollzugs" wiedergeben ließe: Eine kognitive Leistung, die primär auf eine reflektierende Urteilskraft angewiesen ist, die *auch* auf Intuition rekurrieren kann, jedoch nicht in ihr aufgeht.

Bezieht man das Verstehen auf eine reflektierende Urteilskraft, so erkennt man zugleich seine Lehrbarkeit an.

Verstehen ist dahingehend „lehrbar", dass man auf die grundsätzliche Relevanz dieser reflektierenden Urteilskraft verweist und die angehenden Ärztinnen und Ärzte darin schult, wie sie mit dieser Urteilskraft eine Syntheseleistung vollbringen können, die es ihnen leichter macht, Lebensgeschichten, Krankheitsverläufe und Leiderfahrungen so in die Gesamterzählung des Patienten einzubauen, dass sie verstehbarer werden. Ich kann das Gefühl des Anderen nur dann wirklich verstehen, wenn ich es in einer Lebensgeschichte verorten, es sozusagen von Anfang an neu erzählen kann. Verstehen erweist sich somit als das Verbinden von zwei Ebenen, der Ebene der Intersubjektivität und der Ebene der Beobachtung. Wenn wir verstehen wollen, müssen wir sowohl eintauchen als auch den Überblick bewahren, wir müssen sowohl *mit* dem Anderen sein als auch unbeteiligter Betrachter. Genau das macht das Verstehen so anspruchsvoll. In jedem Fall ist Verstehen mehr als emotionales Eintauchen, weil es verlangt, dass wir die Perspektive erweitern. Und damit komme ich zum nächsten Punkt.

Das Punktuelle in das Ganze stellen

Ein Verstehen kann immer erst dort beginnen, wo man zugleich die Gefühle des Anderen ernst zu nehmen beginnt. „Ernst nehmen" heißt, diese Gefühle so (wahrzu)nehmen, wie sie zum Ausdruck gebracht werden, aber zugleich ihren Ernst und ihre Bedeutung für den Anderen einzusehen. Verstehen impliziert daher immer die Fähigkeit, vom Hier und Jetzt Abstand zu nehmen, die Augenblicksbezogenheit der Gefühle des Anderen zu erkennen und das Ganze sehen zu wollen. Im Jetzt und Hier kann man „heillos" gefangen sein, und Verstehen heißt, dieses Gefangensein als solches zu überwinden zu versuchen, indem man sich rekonstruktiv-analysierend auf das jetzt Erlebte einlässt. Es ist dies ein sehr anspruchsvoller und zugleich störanfälliger Prozess, aber ein unentbehrlicher: Wir müssen die Geschichte des Patienten kennen, um sein Gefühl jetzt, in diesem Moment, wirklich nachvollziehen zu können. Insofern hat das Verstehen immer etwas mit Erfassen von Sinn zu tun, mit dem Erfassen eines Sinns, der sich allein aus der (größtmöglichen) Gesamtheit der Geschichte des Patienten ergeben kann. Den kranken oder leidenden Menschen verstehen heißt also, seine Geschichte verstehen. Und erst dann, wenn wir diese Geschichte vor Augen oder besser: verinnerlicht haben, wird es möglich sein, die akute Perspektive des Patienten zugleich zu hinterfragen und seinen momentan „heillos" enggeführten Blickwinkel zu weiten. Der Grat zwischen dem Eröffnen neuer Perspektiven und Besserwisserei ist hier freilich sehr schmal. Und doch kann sich das Verstehen nicht ohne dieses Wagnis vollziehen, das Jetzige, das Punktuelle, das Naheliegende zu sprengen, denn nur so kann das Ganze wieder zu Wort kommen. Verstehen heißt eben nicht einfach widerspiegeln, sondern einbetten, zuweilen auch korrigieren, neue Perspektiven einbringen, andere Sichtweisen ermöglichen. Und deswegen hat Verstehen immer etwas mit einem Herantasten zu tun und weniger mit Aufdeckung. Es ist ein stetiger Annäherungsversuch, der im Grunde nie abgeschlossen ist.

Das Verstehen des kranken Menschen ist für die Medizin deshalb eine so große Herausforderung, weil es keine wissenschaftliche Methode darstellt, sondern eine zwischenmenschliche Praxis. Es geht nicht um das Herausfinden objektiver Zusammenhänge, die unumstößlich gelten und die nachgewiesen oder gar bewiesen werden können. Implizit glauben viele Menschen, dass sie bei rechter Handhabung für alle Phänomene der menschlichen Existenz eine Erklärung parat haben können. Und doch beruht ein solches Denken letztlich auf einem Kategorienfehler: Der Anspruch auf vollständige Erklärung kann zwar im Hinblick auf Objekte und Maschinen erfüllt werden, nicht aber im Umgang mit Menschen, weil der Mensch eben nicht in einem geschlossenen, kausaldeterminierten System lebt, sondern – wie oben ausgeführt – als freies Wesen in einem ständigen Austausch mit seiner Welt, und weil er durch seine Freiheit die Welt, in der er lebt, und damit zugleich sich selbst unablässig verändert.

Es gilt, die Einseitigkeit des kausalistisch-mechanistischen Zugangs auf die Medizin, wie er in der Verbindung von Naturwissenschaft und Ökonomie gerade wieder salonfähig geworden ist, zu unterstreichen und zu betonen, dass er unweigerlich mit einer Nivellierung des Besonderen im Menschen einhergeht. Denn nimmt man den Menschen, wie dies heute implizit geschieht, als einen kausaldeterminierten Mechanismus wahr, der schnellstmöglich durchgeschleust werden muss, so hätte das in letzter Konsequenz zur Folge, dass wir gar nicht mehr „verstehen" müssten, da sich die richtige Therapie ohnehin aus den objektiven Fakten ergäbe. So sehr unser Gesundheitssystem auch nach diesem Denkmodell verfährt – man muss darauf beharren, dass man ohne ein Verstehen in einem „heillosen" Zustand verbleibt, in dem es zu keiner wirklichen Hilfe kommen kann. Verstehen im echten Sinne ist eben kein Schnellverstehen, kein kausallogisches Forschen nach Ursachen, sondern es ist Verstehen Zug um Zug, ein Verstehen, das nicht danach ausgerichtet ist, Eindeutigkeit herzustellen, sondern das die Mehrdeutigkeit als

Alltagsnormalität stehen lassen kann. Es geht nicht um Richtig oder Falsch, es geht um den Entwurf eines stimmigen Zusammenhangs. Wenn man verstehen möchte, möchte man nicht so verstehen wie üblich, man möchte das Besondere in den Mittelpunkt stellen, man möchte neu verstehen, und neu verstehen heißt nicht, zurückzuführen, sondern die Schwebe aushalten: Es könnte so sein oder auch anders. Es könnte das sein, was ich schon kenne, oder auch etwas ganz Neues, das ich erst erschließen muss.

Verstehen heißt Sich-Aussetzen

Verstehen kann nicht von außen geleistet, es kann nicht als Resultat eines reinen Beobachterverhältnisses aufgefasst werden, denn verstehen kann man nur, indem man selbst eintaucht und sich durch dieses Sich-Einlassen zugleich vertraut macht mit dem Anderen. Ein Mensch, so sagt es unsere Sprache, kann *sich* in die Lage des Anderen versetzen. Die Sprache ist hier sehr genau; sie sagt nicht, dass ein Mensch im Anderen einfach etwas aufdecken kann, sondern sie sagt, dass man *sich* selbst aussetzen muss, um wirklich zu verstehen. Damit wird zum Ausdruck gebracht, dass der Verstehensprozess ohne das eigene Involviertsein nicht möglich ist. Wir sind unweigerlich, wie Wilhelm Schapp sagt, „in Geschichten verstrickt"[7], und beginnen daher nicht erst dort zu verstehen, wo wir die Welt ausdrücklich interpretieren, sondern verstehen, wie wir von Martin Heidegger lernen können, allein schon dadurch, dass wir in diese Welt hineingestellt sind. Daher bringt jeder Mensch „immer schon" ein aus seiner Welt heraus entspringendes Vor-Verstehen mit. Der Verstehende bleibt jedoch nicht einfach bei seinem Verständnis stehen, sondern er versucht, das Vorverständnis auch des Anderen ernst zu nehmen und wird sich dadurch der Kontingenz seines eigenen Vorverständnisses bewusst. Genau das ist mit dem Begriff des *Sich*-Aussetzens gemeint. Wirklich verstehen kann nur derjenige, der es vermag, sich dem Dialog so weit auszusetzen, dass die Sichtweise des Anderen als gleichwertig zur eigenen auftaucht und dadurch ausstrahlen kann auf die eigene Sicht der Dinge. Eine echte dialogische Erfahrung ist eine Erfahrung der eigenen Befangenheit und damit zugleich eine Disposition zur Erweiterung des eigenen Horizonts. Verstehend realisiert man, dass man eigentlich auch anders denken, anders fühlen, anders sein könnte, als man ist. Hans-Georg Gadamer hat das in ein schönes Bild gefasst: Echtes Verstehen sei nichts anderes als ein Verschmelzen zweier Horizonte. Verstehenlernen bedeutet also gegenseitige Annäherung, Annäherung der beiden Horizonte, die sich zu einer neuen Sichtweise verbinden. Doch das kann nur gelingen, wenn ich es zulasse, in den fremden Verstehenshorizont hineingezogen zu werden. Wer es also ernst meint mit dem Verstehen, der wird bereit sein müssen, sich vom Anderen etwas sagen zu lassen, sich so weit in seine Welt entführen zu lassen, dass er sich selbst durch das Ernstnehmen dieser Welt in einer gewissen Hinsicht erweitert und verändert.

Das Verstehen ist somit nicht lediglich ein Ergebnis, sondern gebunden an Voraussetzungen, deren zentrale die ist, dass man sich im Verstehen grundsätzlich ,einverstanden gibt'. Diese Grundhaltung des Einverständnisses bedeutet gerade nicht, alles gut zu finden, was die andere Person sagt oder tut. Sie bedeutet vielmehr, dass man den Anderen in seiner Welt ernst nimmt und voraussetzt, dass das, was er sagt und tut, grundsätzlich sinnvoll ist, ja uns etwas zu sagen hat. In dem Wort Verstehen schwingt daher nicht nur eine intellektuelle Leistung mit, sondern zugleich auch eine Charaktertugend: die Disposition des Wohlwollens. In den Prozess des Verstehens tritt man freiwillig und mit einer Grundhaltung des Wohlwollens ein, was nichts anderes heißt, als dass das Verstehen immer zugleich von einem Hof des Beipflichtens umgeben ist.

Aus dem Gesagten wird deutlich, dass Verstehen wiederum mehr ist als ein Sichhineinversetzen: Das, was man da verstehen möchte, lässt sich nicht allein durch Einfühlungsfähigkeit aktualisieren und auch nicht durch eine bloße Rekapitulation dessen, was der Andere sagt. Verstehend nimmt man vielmehr an etwas teil, das weder man selbst noch der Andere einfach in sich hat. Verstehen ist ein Prozess des Teilens, des Teilhabens, des Teilnehmens und damit ein Prozess der Entfaltung von Gemeinsamem. Verstehen bedeutet letzten Endes, einen gemeinsamen Sinn zu teilen. Es vollzieht sich daher als eine Gemeinsamkeit, die sozusagen im „Zwischen" liegt. Gadamer nennt es den Dialog, der zwischen zwei Menschen ein Verstehen aufkommen lässt, ein Verstehen, das weder den Blick des Einen noch den des Anderen einfach verdoppelt, sondern eine gemeinsam geteilte Erfahrung anvisiert. Eine Erfahrung, die sich nicht aus dem Anderen ergibt, sondern aus dem Vollzug des Dialogs, also nicht allein über das Nachdenken, sondern darüber, dass ich mit dem Anderen spreche.

Verstehen heißt Verweilenkönnen

Verstehen ist somit ein Prozess des Herantastens, der nicht als das logische Resultat einer Anordnung, eines Verfahrens, einer Technik angesehen werden kann, sondern als ein *Er-*

eignis verstanden werden muss, das sich unserer umfassenden Planung entzieht. Auch wenn das Verstehen auf Voraussetzungen und Bedingungen angewiesen ist, geht es eben nicht als Resultat dieser Bedingungen auf, sondern stellt das grundlegend Neue dar, das sich aus diesen Bedingungen heraus entfaltet. Verstehen ist ein „Emergens", etwas, was nicht gemanagt werden kann, sondern hervorkommt, emporsteigt, Gestalt gewinnt. Es gibt kein „Verstehensmanagement", sehr wohl aber ein gelingendes Management derjenigen Bedingungen, unter denen sich das Verstehen entfalten kann.

Mit anderen Worten: Wir verstehen einen anderen Menschen nicht, weil wir uns einer aktiven Anstrengung unterziehen, sondern weil wir ihm gegenüber aufgeschlossen sind. Man muss dem Verstehensprozess Raum geben und damit einer Atmosphäre der Ruhe, der Zuversicht, der Behutsamkeit, der Freiheit von Druck und Erfolgsgarantie. Verstehen hat etwas mit Verweilen zu tun; man kann es nicht in Betriebsamkeit erzwingen oder forcieren, sondern nur in ruhigem Verweilen beim Anderen gewähren.

Wir können uns also nicht einfach vornehmen zu verstehen, aber wir können versuchen, uns so weit einzulassen, dass wir am Ende an einem Verstehensprozess teilnehmen, der uns in neue Gefilde, neue Einsichten, neue Weitsichten führt. Wer versteht, erkennt nicht nur bereits Bekanntes wieder; er erschließt unablässig Neues und macht sich auf zu Wegen, von denen er zunächst nicht weiß, wohin sie führen werden. Gerade weil das Verstehen keine Entdeckung und kein Erleben ist, sondern ein sich öffnendes Erschließen, Entwerfen und damit eine kreative Praxis, kann man von einer „Kunst des Verstehens" sprechen. Es wird etwas Neues geschaffen, etwas, das in seiner Besonderheit gerade nicht einfach herstellbar, sondern nur in einem kreativen Prozess zu erschließen ist. Das Zentrum dieses Erschließens liegt in der inneren Haltung, die man dazu einnimmt. Nur eine Haltung der inneren Ruhe, der Geduld, des Gewährenlassens wird echtes Verstehen ermöglichen, da sie den Helfenden dazu befähigt, den Anderen nicht in vorgefertigte Theorien einzuordnen, sondern als ein Individuum zu erfahren. Bei André Gide finden wir eine Sentenz, die genau das zum Ausdruck bringt: „Ce n'est pas du tout qu'elle soit incapable de comprendre, mais elle veut trop vite avoir compris."[8] Zum Verstehen gehört Geduld, denn nur mit Geduld kann man es schaffen, den Anderen nicht vorschnell in ein Erklärungs- und Interpretationsschema zu zwängen, das seiner Unverwechselbarkeit nicht gerecht wird.

Verstehen heißt das Wohin erkennen

Wir lernen sowohl in der Medizin als auch in der Psychologie, dass es um das Analysieren geht, um das Sezieren, um die Herstellung von Kausalzusammenhängen. All das ist sicher notwendig, denn nur vor dem Bewusstsein, woher etwas kommt, wird man auch wissen, wohin man mit der Therapie gehen muss. Und doch ist mit dem Blick auf das Woher das Entscheidende der Therapie noch gar nicht berührt. Ginge es allein um das Woher, würden wir den hilfsbedürftigen Menschen festschreiben und womöglich zurückführen wollen zu einem Zustand vor dem Woher. Aber das wird dem Leben, das immer nach vorne strebt, nicht gerecht. Das Bewusstsein um das Woher ist vielmehr nur eine schmale Krücke im Vergleich zum Bewusstsein um die Möglichkeit des *Wohin*. Letztlich macht die Möglichkeit des

Wohin den Menschen mehr aus als die Analyse des Woher, da allein der Blick auf seine Möglichkeiten einem bedrängten Menschen helfen kann, sein Leben in die Hand zu nehmen, neue Sicherheit zu gewinnen und sich neue Perspektiven zu erschließen.

Einen kranken Menschen zu verstehen bedeutet daher in erster Linie, in seinem akuten Leid zugleich seine Potenziale zu erkennen, in seiner akuten Lethargie das Schimmern eines Aufbruchs zu wittern, in seinem gegenwärtigen Gefangensein von den Gedanken um den Verlust zugleich das Ringen um Ausbruch, die Sehnsucht nach neuer Weite aufflackern zu sehen. Der Psychotherapeut und Theologe Peter F. Schmid vergleicht den Therapeuten diesbezüglich mit einem Gärtner, der „keinen direkten Einfluss auf das Aussehen der Pflanze hat, wohl aber darauf, wie viel von dem aus der Pflanze werden kann, was schon in ihr an Möglichkeit angelegt ist"[9]. Ich finde dieses Bild sehr treffend, weil es zeigt, dass die Heilung, die Bewältigung der Krise letztlich nicht in der Macht des Helfenden liegt, und doch kann er dafür Sorge tragen, dass sie – und zwar aus dem Patienten selbst heraus – geschieht. Damit sie geschehen kann, muss der Helfende seine Pflege, seine Sorge walten lassen, und ein zentraler Teil dieser Sorge ist das Schaffen einer Atmosphäre, in der dem Wachsen des Patienten Raum gegeben wird. Das Verstehen ist dabei wie der Humus, auf dem sich die Persönlichkeit des Hilfesuchenden entfalten kann.

Schlussfolgerungen für die Medizin

Was ist daraus zu folgern für die moderne Medizin? Es sollte deutlich geworden sein, dass die Therapie von hilfesuchenden Menschen nur dann glücken kann, wenn sie als ein verstehender Dialog begriffen wird, denn nur im Dialogischen kann der leidende Mensch als Person dadurch Anerkennung finden, dass er sich verstanden und ernst genommen fühlt. Mit dieser Einsicht wird man erkennen müssen, dass die einfachen Parolen „mehr sprechen", „mehr Zeit", „mehr Geld für das Wort" nicht ausreichen werden, denn in ihnen ist das Grundproblem nicht wirklich erfasst. Ja, es fehlt an Zeit für das Gespräch, ja, das Gespräch wird nicht angemessen bezahlt, ja, mehr Ruhe für das Gespräch wäre eine große Hilfe – und doch würde all dies die gegenwärtige Krise nicht beheben. Denn woran es am meisten fehlt, sind nicht *primär* die Zeit, das Geld, die Struktur. Es fehlt an der inneren Einstellung zum Wort, an der Haltung gegenüber dem leidenden Menschen. Erst diese Haltung ist es, die die Antwort zur Antwort macht. Auch wenn diese Haltung durch Anreizsysteme, durch einseitige Ausbildung und fehlgeleitete Sozialisation deformiert worden ist, lässt sie sich nicht allein durch eine Veränderung der äußeren Verhältnisse kurieren. Sie kann nur dann Fuß fassen, wenn man die Einsicht gewinnt, wie zentral die Zuwendung für jede Form der Therapie ist.

Und doch könnte man fragen: Genügt es, einen anderen Menschen einfach zu verstehen? Ist das nicht zu wenig? Sucht man als hilfsbedürftiger Mensch nicht eher nach jemandem, der das Problem löst, als nach einem, der es analysiert? Verstehen kann nicht alles sein, denn das Verstehen allein verändert die für den hilfesuchenden Menschen häufig leidvolle Realität nicht. Die Erfahrung des Widrigen lässt sich durch das Verstehen nicht einfach ins Positive wenden. Sie muss als eine solche anerkannt werden, als eine, der gegenüber das Verstehen sicher machtlos ist. Aber das Verstehen kann den Umgang des hilfesuchenden Menschen mit seiner widrigen Realität entscheidend prägen. Wichtig ist, dass ein Aufzeigen von Möglichkeiten folgt, dass man verstehend einen Gesamtüberblick gewinnt und auf Erfahrung zurückgreifen kann. Der Tenor meiner Überlegungen zum Verstehen ist keineswegs der, dass es mit dem Verstehen allein getan sein kann in der Medizin. Sie sind vielmehr als ein Fingerzeig darauf zu lesen, dass wir mit der ubiquitären Abwertung des Verstehens und der einseitigen Fokussierung auf das Objektivierbare dem eigentlichen Auftrag der Medizin nicht gerecht werden und Gefahr laufen, den Patienten nicht nur allein zu lassen, sondern ihm trotz Technik am Ende doch nicht helfen zu können.

Die zentrale Bedeutsamkeit des Verstehens lässt sich im Grunde nur anthropologisch erklären, denn die Sehnsucht des Menschen, sich von einem anderen Menschen verstanden zu wissen, beruht letztlich auf der noch tiefer liegenden Sehnsucht nach Überwindung der Fremdheit in der Welt.[10] Das ist auch der tiefer liegende Grund für die heilsame Kraft des Verstehens. Mit dem Gefühl, sich von einer anderen Person verstanden zu wissen, geht die Erfahrung einher, sich nicht mehr fremd zu fühlen in einer feindseligen Welt, sondern sich mit seinen eigenen Gefühlen eingebettet und aufgehoben zu wissen. In jedem Menschen ist eine tiefe Sehnsucht verankert, die man begreifen kann als Sehnsucht, sich mit der Welt vertraut zu fühlen, sich in ihr zuhause zu fühlen. Die Krankheit kann dieses Gefühl erschüttern und – wie wir an vielen Beispielen gesehen haben – den Menschen radikal auf seine Einsamkeit verweisen. Die Empfindung der tiefen Einsamkeit in der Konfrontation mit einer unvorhergesehenen Krankheit und das Leiden an dieser Einsamkeits- und Fremdheitserfahrung machen den Schrecken der

Krankheit aus, und dieses Leiden kann nur durch ein verstehendes Gegenüber aufgefangen und gelindert werden. Behandelt man den Körper, schiebt aber dieses Gefühl einfach beiseite, lässt man den kranken Menschen in seinem Leid allein und bestätigt seine durch die Krankheit hervorgerufene Einsamkeit. Das verstehende Gegenüber kann eine Erfahrung von Gemeinschaft ermöglichen und damit dem Menschen das Bewusstsein zurückgeben, in eine Welt eingebettet zu sein, die ihm nicht feindlich gegenübersteht, und ihm zugleich verdeutlichen, dass er die große Herausforderung des Krankseins nicht alleine zu meistern braucht.

IV.

Ohne Zuwendung ist alles nichts

„Wo echtes Gespräch zustande kommt, ist immer schon Therapie"
(WALTER VON BAEYER)

Auf den vorangegangenen Seiten haben wir die existenziellen Herausforderungen verschiedener Krankheits- und Krisensituationen kennengelernt und uns mit den Begriffen Annehmen, Vertrauen, Hoffen und Verstehen auf zentrale Gehalte bezogen, die für eine Bewältigung dieser existenziellen Erfahrungen hilfreich sein könnten. Ausgangspunkt war der Hinweis auf eine Medizin, die im Blick auf diese Erfahrungen oft sprach- und hilflos ist. Die anfangs beschriebene industrielle Grundorientierung der modernen Medizin läuft ihrem eigentlichen Sinn zuwider, da man zunehmend zu vergessen scheint, dass sich jede Behandlung letztlich innerhalb einer Begegnung von Menschen vollzieht, die einmalig ist und sich der Standardisierung entzieht.

Die Begegnung als Grundlage der Heilung

Die im letzten Kapitel vorgenommene Beschäftigung mit dem Verstehen hat etwas Grundlegendes aufgezeigt: Es kommt nicht allein auf die Technik, auf die Applikation einer bestimmten Methode an, sondern vor allem darauf, in welchem Beziehungsgeschehen Therapien erfolgen. Und diese Beziehung hat weniger etwas mit einer bestimmten Handlung zu tun als mit einer Haltung. Heilung ist in einem wesentlichen Sinne als Resultat einer Begegnung zu verstehen – sie kann nicht adäquat allein als Produkt einer Anwendung erfasst werden. Warum ist das so? Was hat es auf sich mit der

Begegnung im Kontext der Medizin? Ich möchte drei Aspekte nennen, die mir für den therapeutischen Umgang wichtig erscheinen.

Jede Begegnung ist zunächst an eine zeitliche und örtliche Begrenzung gebunden; man kann einander nicht ständig und überall begegnen, sondern nur, wenn man von irgendwoher kommt und irgendwohin weitergehen wird. Das heißt: Begegnungen haben unweigerlich etwas Transitorisches an sich, sind nicht für die Dauer gedacht. Dies trifft in einem besonderen Maße auf die Begegnung von Arzt und Patient zu. Der Patient kommt von irgendwoher und wird seinen Weg weitergehen, und für eine bestimmte Zeit gehen wir mit ihm ein Bündnis ein. Und doch kennt jeder das Gefühl, dass man einen Menschen trifft, mit ihm spricht und hinterher realisiert, dass man ihm nicht wirklich begegnet ist. Wovon hängt das ab? Zu einer Begegnung kommt es eben dann, wenn der Andere in dem Moment, wo wir seiner gewahr werden, zu einer Gegenwart wird, die den gewohnten Gang der Dinge ins Stocken bringt. Begegnung evoziert ein Innehalten; sie setzt das Gewohnheitsmäßige außer Kraft und lässt den Fluss der Routine für einen Moment stillstehen. Es ist nicht primär der Hilferuf des Anderen, der mich innehalten lässt; angesprochen werde ich zunächst allein durch sein schlichtes „da bin ich" – und erst in einem zweiten Schritt erfolgt die Reaktion auf seinen Ruf, seine Erwartung, seine Bitte. In Anlehnung an Emmanuel Levinas könnte man sagen, dass sich die stärkste und ursprünglichste Bitte aus dem „Antlitz" des Anderen, aus seiner Gegenwärtigkeit ergibt, die wortlos von seinem Sein ausgeht und mich in der Begegnung anspricht. Begegnen heißt also Angesprochenwerden durch die Präsenz des Anderen. Das macht auch deutlich, warum man auf einzelne Menschen stoßen, mit ihnen sprechen, weitergehen und ihnen doch nicht begegnet sein kann: Man hat deren Gegenwart zwar sinnlich wahrgenommen, sich das Sein des Anderen jedoch nicht wirklich vergegenwärtigt.

Die Zweckrationalität überwinden

Der jüdische Religionsphilosoph Martin Buber schreibt in seinem Buch *Das dialogische Prinzip*: „Alles Mittel ist Hindernis. Nur wo alles Mittel gefallen ist, geschieht Begegnung."[1] Damit macht Buber deutlich, dass das Charakteristikum der Begegnung gerade darin liegt, dass man sich von den unmittelbaren Zwecken weg und ganz zur Person hin bewegt. In der Begegnung treten das Funktionale, das Woraufhin, der instrumentelle Zugriff hinter die Person zurück. Zu Recht weist Michael Theunissen darauf hin, dass „Mittel" hier auch in einem zweiten Sinne verstanden werden kann, nämlich im Sinne des „Mediums" (also der Vorkonzepte, Begrifflichkeiten, Vorsätze oder Zielvereinbarungen), aus dem heraus uns der Andere erscheint und auf das wir ihn allzu leicht festlegen.[2] Ganz ähnlich sieht es auch Romano Guardini, der den Menschen in der Begegnung wie folgt beschreibt: „Sein Wesen zeigt sich und verlangt, jenseits aller Funktionen, in ihm selbst gesehen und gewürdigt zu werden."[3]

Aber ist es überhaupt sinnvoll, im Kontext von Medizin und Therapie von Begegnung zu sprechen? Folgt die Medizin nicht selbst einem Zweck, ist also *per se* instrumentell? Der Therapeut, der Arzt möchte ja den Zweck erfüllen zu helfen, zu heilen, zu lindern. Damit steht seine Begegnung mit dem leidenden Menschen in allem anderen als in einem zweckfreien Raum. Und doch ist im Begriff der Begegnung etwas enthalten, was auch und gerade für die Medizin von Bedeutung ist. Er macht nämlich deutlich, dass man das Ziel des Helfens letzten Endes nur dann erreichen kann, wenn man sich ganz dem Menschen zuwendet. Solange man lediglich nach Mitteln sucht, die seine Symptome kurieren, betrachtet man ihn als ein Objekt, an dem listenreich ‚herumhantiert' wird. Erst die Begegnung lässt hinter dem Objekt, hinter den Theorien und hinter den Standardkonzepten den Menschen hervortreten. Der Psychologe und Psychotherapeut Carl Rogers hat im Anschluss an Martin Buber deutlich gemacht, dass der eigentliche Meister der Heilung, der Linderung und Bewältigung nicht der Therapeut ist, sondern die leidende Person selbst, und je mehr man *sie* in den Mittelpunkt stellt und für sich sprechen lässt, ohne sie in einem instrumentellen Zusammenhang zu verorten, desto mehr befähigt man sie, sich auf ihr eigenes Potenzial zu besinnen. Man kann es auch so sagen: In der echten Begegnung mit dem hilfesuchenden Menschen schwindet zunehmend das Ansinnen, helfen zu wollen, zugunsten des aufkeimenden Anliegens, zu erfahren, *wer* die andere Person ist. Die Frage nach dem Mittel bzw. nach der Methode des Helfens tritt zurück hinter der Frage nach dem Sein des Anderen, dem Kosmos seiner ihm eigenen Persönlichkeit in der ihr eigenen Welt.

Anerkennen

In der echten Begegnung bestätige ich den Anderen somit in seiner ganzen personalen Existenz. Diese Anerkennung verbietet seine Inbesitznahme, seine Bemächtigung und Subsumierung unter ein vorgegebenes Raster, da dies die personale Qualität der Beziehung zum Anderen zerstören würde. Für die Therapie ist der Begriff der Begegnung deshalb so essenziell, weil er darauf verweist, wie wichtig es ist, sich von der Vorstellung freizumachen, dem hilfesuchenden Anderen etwas beibringen zu wollen. Denn dieses Beibringen setzt ja bereits ein vorgegebenes Konzept voraus. Eine echte Veränderung kann aber nicht vorgegeben, sie muss vom Anderen selbst nach seinen eigenen Vorstellungen und Zielen gewollt und verwirklicht werden. Erst wenn man versucht, sich im dialogischen Prozess dem Anderen wirklich zu öffnen, wird es möglich sein, eigene Selbstverwirklichungstendenzen in ihm wachzurufen.

Es kann bei der Behandlung hilfsbedürftiger Menschen somit nicht allein um das Anbieten von Sachleistungen gehen oder um das Anpreisen neuester Behandlungsmethoden. Hilfe ist kein Konsumgut und keine erwerbbare Fertigware – konkrete Hilfe ist vielmehr etwas, was sich im Dialog nach und nach herauskristallisieren muss. Denn erst, wenn der Helfende sich auf die Lebenswelt des Hilfesuchenden einlässt, wenn er sich für die unverwechselbare Besonderheit des Anderen öffnet und sich von ihr leiten lässt, kann deutlich werden, wohin die gemeinsame Reise gehen kann. Ohne die Begegnung mit dem Patienten gäbe es gar keinen Anhalt dafür, welche Intervention, welche Methode, welches Verfahren zu wählen ist, da sich die Indikation zu einem Verfahren nicht allein aus objektiven Fakten ergibt, sondern aus der Verbindung dieser objektiven Fakten mit der konkreten Patientengeschichte. Ohne Begegnung ist keine Indikation möglich; ohne sie entspräche die Wahl der weiteren Therapieverfahren letztlich der reinen Willkür oder den Vorlieben des Therapeuten, wäre aber nicht die angemessene Antwort auf die konkrete Situation des leidenden Menschen. Jeder reflektierte Arzt oder Therapeut weiß, dass die Begegnung mit einer Patientin oder einem Patienten immer aufs Neue die Konfrontation mit einem Menschen darstellt, der für den Helfenden noch nie da war, nicht nur nicht in seiner Sprechstunde, sondern auch nicht in seinen Lehrbüchern und befragten Studien. Jeder Patient ist einmalig und erfordert eine singuläre Antwort, die nur gegeben werden kann, wenn der Therapeut weiß, *wer* ihm da gegenübersitzt.

Die Begegnung mit dem kranken Menschen steht nicht zuletzt auch deshalb im Zentrum der Heilung, weil man nur innerhalb einer Begegnung echte Zuwendung schenken kann. Denn von Zuwendung kann man nur dann sprechen, wenn die damit verbundene Ansprache einer ganz spezifischen Person gilt und keinem standardisierten „Fall". Martin Buber bringt das schön auf den Punkt, wenn er schreibt, dass jede Begegnung „ein neues Gesicht" hat. Die Begegnung ist also immer eine Begegnung mit einer ganz bestimmten Person in einer ganz bestimmten Situation, und dieser situative Charakter der Begegnung geht immer mit einer Beanspruchung des Begegnenden einher: Man schuldet dem Anderen eine Antwort. Werner Faber spricht zu Recht vom „beanspruchenden Charakter der Begegnung"[4], weil sie uns eine situativ angemessene und von Engagement und persönlicher Verantwortungsübernahme getragene Antwort abverlangt – und keine beiläufige oder unverbindliche Reaktion. Zuwendung innerhalb einer so verstandenen Begegnung bedeutet also, als Person einer anderen Person gegenüberzutreten und sich von ihr dazu aufgerufen zu fühlen, sich für sie in einer authentischen

Weise zu interessieren und einzusetzen. Sie hat somit viel mehr als nur die Funktion, die weiteren, auf den Patienten zugeschnittenen Therapieschritte vorzubereiten. Zuwendung entfaltet aus sich heraus eine heilsame Kraft, die es genauer zu beleuchten gilt, da sie von unserem derzeitigen Gesundheitssystem so sehr unterschätzt wird. Worin liegt diese heilsame und damit therapieunterstützende Kraft der Zuwendung?

Zuwendung wertet auf

Die Zuwendung holt den Anderen aus der Anonymität, macht ihn zu etwas Besonderem und lässt ihn in einem neuen Licht erscheinen – und zwar nicht in erster Linie vor uns, sondern *vor sich selbst*. Sie veredelt den Anderen und stellt darin ein Gegenmittel zu der virulenten Bedrohung einer Selbststereotypisierung des kranken Menschen dar; sie macht ihn nicht klein, sondern groß und birgt auf diese Weise das Potenzial zur Entfaltung seiner Persönlichkeit. Allein dadurch, dass wir über unsere Zuwendung zum Ausdruck bringen, dass er so sein darf, wie er ist, lernt er, sich selbst (in seiner Krankheit) anzunehmen. Begegnung und verstehende Zuwendung stellen eine tiefe Form der Wertschätzung dar, die den Patienten selbst verändert. Man kann es auch so sagen: Unser Verhältnis zu ihm strahlt aus auf sein Verhältnis zu sich selbst. Denn Menschen in Not befinden sich fast immer in einer Situation der Demoralisierung, in der ihr Grundvertrauen in die Welt und in sich selbst brüchig geworden ist. In dieser Situation der Bedrängnis kann die Zuwendung ein Antidot, ein „Gegenmittel" sein, weil sie dem Patienten genau diese Fähigkeit zurückverleiht.

Aber die Zuwendung hat nicht nur zur Folge, dass man Bestätigung erfährt und sich der Welt und seiner selbst neu vergewissern kann. Im Gefühl des Angenommenseins stößt man zugleich in eine Tiefenschicht des Denkens vor, in der man es – häufig erstmals – wagt, das Bisherige zu hinterfragen. Jeder echte Dialog bringt die Dinge ins Wanken, unterzieht sie einer Neuordnung, weil man sukzessive abläasst von den eigenen Verdrängungsmechanismen und davon, eine Rolle spielen, sich inszenieren, sich positionieren zu wollen. Die in der Zuwendung vermittelte Versicherung, so sein zu dürfen, wie man ist, weist die eigene Angst in Schranken und erlaubt es, auf Fassaden zu verzichten. Der Andere bestärkt mich so auch im kritischen Blick auf mich selbst, und zwar einfach dadurch, dass ich im Bewusstsein, dass mir jemand zuhört, lerne, mich selbst kritisch zu reflektieren.

Zuwendung verwandelt

Gabriel Marcel hat Verstehen und Zuwendung als eine Wohltat bezeichnet, von der „eine geheimnisvolle Anregung zur Schöpfung"[5] ausgeht. Damit bringt er die entscheidende Wirkung der Zuwendung zum Ausdruck, die darin besteht, dass der Mensch durch ein verstehendes Gegenüber dazu befähigt werden kann, sich mit widrigen Lebensumständen nicht einfach zufriedenzugeben, sondern sie kreativ zu gestalten. Das ist mit schöpferischer Kraft gemeint. Sie erschließt sich in dem Moment, wo dem Hilfesuchenden bewusst wird, dass sich das, was in ihm steckt, nicht einfach ‚aufdecken' und berechnen lässt (und ihm umgekehrt auch nicht abgesprochen werden kann!), sondern als eine unverfügbare Entfaltungsquelle in ihm schlummert, die Marcel zu Recht als „Geheimnis" bezeichnet. Sie ist ein Geheimnis, weil wir nie im Voraus wissen können, welches Potenzial an Bewältigungsstrategien wir aus unserem tiefsten Inneren freilegen können. Die in der Zuwendung verwirklichte Zwischenmenschlichkeit kann einen Zugang zu diesem Potenzial bahnen, weil der Dialog mit dem Anderen das Bewusstsein schärft und das Erleben verdichtet. Zwischenmenschlichkeit hat eine erlebnisverdichtende Wirkung und eröffnet die Chance, in eine Tiefe vorzudringen, die dem im Hier und Jetzt gefangenen Einzelwesen verschlossen bleibt.

Im Gespräch mit Patienten gilt es sich klarzumachen, dass diese im Grunde danach suchen, sich selbst zu verstehen, weil sie sich durch Krankheit oder andere widrige Erfahrungen fremd geworden sind. Auf diesem Weg zum Verständnis des eigenen Selbst brauchen wir eine andere Person, die dieses Verstehenwollen mit uns teilt. Denn das Verlangen, sich zu verstehen, kann ohne ein Gegenüber nicht gestillt werden. Jeder von uns ist von Geburt an mit einer ursprünglichen Kraft zu Entfaltung und Wachstum ausgestattet. Diese kann jedoch erst dann zur vollen Blüte gelangen, wenn wir auf einen anderen Menschen stoßen dürfen, über den wir uns selbst kennenlernen und erfahren können. Der Andere trägt im Dialog entscheidend zur Entfaltung der in uns schlummernden Kraft zur Weiterentwicklung bei. Nur so können wir die Bedeutung von Verstehen und Zuwendung in ihrer ganzen Tragweite erfassen.

Die Bedeutung des Gesprächs

Von hier aus gilt es, noch einmal auf das Verstehen und das Gespräch zurückzukommen. Bei Emmanuel Levinas findet sich ein Satz, der die Bedeutsamkeit des Gesprächs wunderbar engführt und zusammenfasst: „Eine Person verstehen heißt schon mit ihr sprechen."[6] Damit bringt Levinas zum Ausdruck, dass der Moment des Sprechens mit dem Anderen bereits impliziert, dass man gewillt ist, ihn er selbst sein zu lassen. Das Sprechenlassen bedeutet in gewisser Hinsicht schon die Annahme der Andersheit des Anderen, denn sonst würde man einfach auf ihn einreden. Ihn ausreden zu lassen, ihm zuzuhören bedeutet, ihm seine eigene Bedeutung zu belassen, ihn als jemanden anzuerkennen, der uns etwas zu sagen hat. So wird auch verständlich, warum die Philosophin und Pflegeforscherin Hjördis Nerheim Kommunikation wie folgt definiert: „Kommunikation im eigentlichen Sinne heißt nicht Austausch von Sprache, sondern Erweiterung der Perspektive auf das eigene Leben durch den Kontakt mit dem anderen."[7] Nicht nur Verstehen, sondern echtes Miteinandersprechen verwandelt.

Aber – so müssen wir kritisch fragen – findet so ein Gespräch im echten Sinne überhaupt statt in der modernen Medizin? Wir haben zweifellos eine größere Sensibilität für die Notwendigkeit des Gesprächs zu verzeichnen, und auch im Studium finden sich nunmehr entsprechende Lehreinheiten. Und doch wird das Gespräch viel zu häufig auf eine zweckrationale Gesprächstechnik reduziert. So werden angehenden Ärztinnen und Ärzten beispielsweise Techniken vermittelt, wie sie sprechen müssen, um einen guten „Outcome" zu erzielen, oder mit welchen rhetorischen Mitteln man Empathie signalisieren kann. Es wird ihnen also nicht beigebracht, wie sie sich aufschließen können für die Erlebniswelt des kranken Menschen, sondern wie sie Emotionen nutzen können für den Behandlungserfolg. Ähnlich wie beim Kundengespräch wird auf diese Weise eine neue „Gesprächskultur" etabliert, eine Kultur des inszenierten Gesprächs bzw. des Gesprächsmanagements, was eigentlich nichts anderes darstellt als eine Kultur des unauthentischen, des strategischen Gesprächs. Wenn man lernt, Worte nicht verstehend, sondern rein strategisch einzusetzen, droht die Gefahr, das Gespräch zur Fassade, ja bisweilen gar zur Sprechblase verkommen zu lassen. Das aber hat weder etwas mit Beziehungsmedizin noch mit Verstehen oder gar Zuwendung zu tun.

Eine sprechende Beziehungsmedizin kann nur dann realisiert werden, wenn wir das Wort nicht als Funktion, nicht als zweckrationales Mittel betrachten, sondern als eine „Gabe", mit der primär eine Verbundenheit mit dem Anderen zum Ausdruck gebracht wird. Es macht einen großen Unterschied, ob man das Sprechen in der Medizin als Strategie oder als Ausdruck der Wertschätzung, des An-rufens, der Resonanz versteht. So wichtig Strategie und Informationsvermittlung auch sein mögen – sie allein lassen die Beziehung verkümmern. Zu einer Beziehung kann es erst kommen, wenn das Wort jenseits seiner intentionalen Funktion als eine Gabe verstanden wird, mit der dem Anderen vermittelt wird, dass er uns anspricht und grundsätzlich Bedeutung für uns hat.

Die Bedeutung des Zuhörens

Und doch ist es mit dem Wort nicht getan. Denn noch grundlegender als das Sprechen ist das Zuhören. Wohl der größte Schwachpunkt der modernen Medizin ist, dass in ihr nicht nur die Bedeutung des Gesprächs abgewertet wird, sondern noch viel gravierender die Bedeutung des Zuhörens. Das Zuhören gerät „aus dem Blick", weil man in der Medizin die visuelle Perspektive favorisiert und die auditive

Leistung übersieht. Evidenz ergibt sich unter der Vorherrschaft eines okularen Paradigmas allein aus der „Autopsie", allein aus der Sichtbarmachung von Struktur und Materie, nicht jedoch aus der Hörbarmachung. Erst dieser „Optozentrismus" (Lothar Quandt) lässt den Arzt dafür anfällig werden, in die reine Beobachterperspektive hineinzugleiten und den Patienten zu einem beobachtbaren und auf seine ausweisbaren Befunde reduzierten Objekt zu machen. Das ist ein grundlegendes Problem der modernen Medizin. Sie entfremdet sich auf diese Weise immer weiter von der eigentlichen Erlebniswelt des Patienten, weil diese eben nur gehört, nicht jedoch optisch dargestellt werden kann. Pointiert könnte man sagen: Was der Patient hat, können wir sehen, wer er ist, können wir nur hören.

Vor diesem Hintergrund ist es umso wichtiger, das Verstehen nicht primär mit dem sichtbaren, dokumentierbaren und verifizierbaren Sprechen in Verbindung zu bringen, sondern noch viel grundlegender mit dem gekonnten Zuhören. Unsere Sprache ist voll von visuellen Paradigmata; so sprechen wir von „mentaler Repräsentation", von Vorstellen, von inneren Bildern, aber um wirklich zu verstehen, sind eher Begriffe wie Innewerden, Innerlichkeit oder Resonanz von Bedeutung. Als Resultat einer naturwissenschaftlichen Vereinseitigung gibt die moderne Medizin dem Betrachten, Dokumentieren, Abbilden, Nachweisen und Beziffern den Vorzug und vernachlässigt dabei das Hören, denn das Gehörte lässt sich eben nicht so einfach belegen und als „Evidenz" verwerten. Die Tendenz zur Vernachlässigung des Hörens hängt nicht nur mit dem naturwissenschaftlichen Reduktionismus der Medizin zusammen, sondern ebenso mit deren Ökonomisierung, durch die Rechenschafts-,

Nachweis- und Dokumentationspflichtigkeit zum Alltag der Medizin geworden sind. Statt von Resonanz wird von „Transparenz" und „Evidenz" gesprochen, die ihrerseits der Lichtmetaphorik und einem darin verankerten Primat des Sehens entlehnt sind und schon als Wort suggerieren, dass es nichts Wesentliches zu hören gibt.

Die Qualität des Hörens lässt sich nicht belegen, und so fällt es immer nachhaltiger aus der modernen Medizin, die sich als qualitätsgesicherter Produktionsbetrieb versteht, heraus. Denn im Gegensatz zum Sehen ist das Hören an einen bestimmten Moment gebunden. Man hört immer im Jetzt; das Gehörte lässt sich nicht ‚einfrieren' wie ein Bild. So bleibt es unweigerlich flüchtig und ephemär. Und doch wird eine Medizin, die nur noch sieht und nicht mehr hört, oberflächlich, denn das Hören spricht uns in viel tieferen Schichten an als das Sehen. Das hängt damit zusammen, dass es stärker mit unserer Leiblichkeit verbunden ist. Wenn ich höre, dann höre ich mit dem ganzen Leib; es dringen Schallwellen in mich ein, die Vibrationen auslösen und meinen Leib verändern. Das Hören stellt eine gewisse Form der Einverleibung dar, es ist das Aufnehmen einer ganzen Atmosphäre, die in der Stimmlage mitschwingt und die sich möglicherweise mehr über Pausen zu verstehen gibt als über das Ausgesprochene. Wir erinnern uns: Der demenziell erkrankte Mensch wird immer mehr zu einem hörenden (re-sonanten, vernehmenden) Wesen, weil sein Leib zunehmend zentraler, sein Ich immer mehr zu einem leiblichen Ich wird. Verharrt die Medizin hier in ihrer „optozentrischen" Perspektive, wird der Demenzpatient sie einfach nur befremden, und das Verstehen bleibt aus. Das Visualprimat der modernen Medizin führt so *à la longue* zum Verlust einer

„akroamatischen", sich aus dem Hörenkönnen speisenden Vernunft. Wer aber *nur* noch sehen will, wird blind, ohne es zu merken.

Dieses Erblinden durch die reine Fixierung auf das Sehen hängt damit zusammen, dass wir dem visuellen Paradigma folgend vornehmlich auf das Bestimmt-Konkrete achten. Was sich nicht in dieser Weise herausheben lässt, wird übersehen. Sehen hängt immer mit Sichtbarmachen zusammen, mit einem Aussuchen und Rastern. Mit dem Auge durchforsten wir ein Gelände und suchen uns den Punkt aus, den wir genauer betrachten wollen. Beim Hören dagegen sind wir nicht primär auf etwas Bestimmtes und Konkretes ausgerichtet, sondern aufgeschlossen für das, was sich uns gibt. Zu Recht wurde das Hören auch als „Tauchsinn" oder „Umgebungssinn"[11] beschrieben. Im Begriff des Tauchsinns kommt sehr schön zum Ausdruck, dass man immer etwas Ganzes mithört. Man erfasst das Wort nicht als ein punktuelles Gebilde, sondern vernimmt in ihm zugleich eine Stimmung, ein Tempo, ein mögliches Zittern oder Aufbrausen der Stimme, also die ganze Atmosphäre, die sich als Wort nicht dokumentieren lässt und doch unweigerlich mitschwingt. „Wer hört", so Johann Gottfried Herder, „der hört eine Welt". Das rezeptiv-pathische Moment des Hörens schließt uns auf für das Unbestimmte, das Nicht-Feststellbare, für das, was sich uns im Vollzug des Hörens unmittelbar zu verstehen gibt und nicht erst als punktförmiges Etwas diskriminiert werden muss, um erfasst werden zu können. Wenn wir jemandem zuhören, können wir nur selten einen konkreten Wortlaut dingfest machen, der uns zum Verstehen befähigt hätte – wir fassen vielmehr das Gesamte des in die Zeit ausgebreiteten Gehörten mit all seinen Schwingungen auf und haben durch die Aufnahme dieses Prozesshaften etwas verstanden, was uns das Auge nie hätte vermitteln können. Um es mit den Worten des Neurologen, Psychologen und Philosophen Erwin Strauss zu sagen: „Im Sehen erfassen wir das Skelett der Dinge, im Hören ihren Puls."[8] Hier wird nochmals deutlich, wie essenziell dieser offene Modus des Hörens für ein wirkliches Verstehen ist.

Das Hören ist nicht zuletzt deshalb so essenziell, weil man unter dem Vorrang des Optischen dazu neigt, den Anderen aus der Distanz zu sehen. Das Sehen ist im Grunde ein distanzierender Sinn. Und zugleich ist es ein egozentrischer Sinn. Ich kann sehen oder wegsehen, ich kann das sehen und jenes überblenden oder in der Unsichtbarkeit belassen, kurz: Ich selbst entscheide, was ich sehen möchte. Beim Hören ist es anders: Hören ist eine Mischung aus Aktivität und Erleiden; hörend werde ich erfasst, ich bin dem Hören in gewisser Weise ungeschützt ausgesetzt. Und vor allem: Hörend nehme ich von mir selbst Abstand, denn ich richte mich aus auf den Anderen. Hören ist im besten Sinne ein Hinhören, ein intentionales Geschehen und zugleich ein Sich-Aussetzen. Hans Jonas bezeichnet es als ein Einverständnis damit, „dass etwas außerhalb meiner Kontrolle geschieht"[9]. Hinhörend setze ich mich aus, bin also beim Anderen und nicht mehr nur bei mir. Das macht das Hören – vielleicht noch mehr als das Sprechen – zu etwas Dialogischem. Denn Hören bedeutet ja nicht einfach, ein Wort entgegenzunehmen; es stellt die Grundbereitschaft dar, das Gesagte auf mich wirken zu lassen. Heidegger drückt das so aus: „Das Hörenkönnen schafft nicht erst die Beziehung des einen zum anderen, die Gemeinschaft, sondern setzt sie voraus."[10]

Die moderne Medizin verfällt zunehmend einer Atmosphäre der Übertönung: Sie trägt sich zu Markte, betreibt ihr eigenes Marketing, wird immer schriller und lauter im Anpreisen ihrer Verfahren. Zugleich hält sie die Vertreter der Heilberufe an, allein dem Primat des Sehens zu folgen, und lässt das Zuhören verkümmern und den Patienten verstummen.[12] Eine verstummen machende und zugleich gehörlose Medizin! Diesem unheilvollen Trend muss mit einer neuen Einübung in das Zuhören und einer neuen Aufwertung des Hörens als Ausdruck echter Aufmerksamkeit begegnet werden.

Medizin als Verbindung von Sachlichkeit und Zwischenmenschlichkeit

Versuchen wir nach diesen Verweisen auf zentrale Unzulänglichkeiten der modernen Medizin einen abschließenden Überblick. Die gegenwärtigen Strukturveränderungen der modernen Medizin verweisen auf die zentrale Frage, ob die Arzt-Patient-Beziehung als eine zwischenmenschliche Beziehung oder als eine kompetenzorientierte Dienstleistung zu betrachten ist. Ist die Beziehung zwischen einem hilfsbedürftigen Menschen und einem professionellen Helfer der bedingungslosen Zuwendung verpflichtet oder der Äquivalenz? Geht es in ihr um wohlwollende Hingabe oder um pflichtgemäßen Ausgleich? Das Besondere der Medizin liegt gerade darin, dass sie das eine wie das andere sein kann, meist zu sein hat. Jedes Ausspielen des einen durch das andere stünde unter Ideologieverdacht. Das hat einfach damit zu tun, dass die Medizin sowohl eine Kompetenz zur Begründung erforderlich macht, die sich aus Regeln und verallgemeinerbarem Wissen ableitet, wie sie zugleich eine konkrete Kompetenz zur Entscheidung verlangt, die auf eine Interpretation derjenigen Situation angewiesen ist, in der sich die Patientin oder der Patient befinden. Während die Begründungskompetenz auf Sachwissen rekurriert, kommt man im Blick auf die Entscheidungskompetenz innerhalb einer singulären Situation letztlich nur mit einem hermeneutischen Wissen weiter. Medizin ist somit eine Praxis im stetigen Dazwischen – zwischen Regel und Besonderheit, zwischen Auswendiggelerntem und der Fähigkeit zur Improvisation, zwischen Ableiten aus Bekanntem und schöpferischem Entwurf. Die Behandlung von kranken Menschen ist eine höchst anspruchsvolle Praxis, in der immer von Neuem eine umfassende Synthese zu vollbringen ist (siehe Kapitel I).

Die Medizin nimmt aber auch deswegen eine Sonderstellung ein, weil sie nach ihrer einen Seite in einem radikal unpersönlichen Rahmen erfolgt: Sie ist bezifferbar, ein Verwaltungsakt, der dokumentiert und an Behörden weitergegeben wird. Sie hat etwas Formelles und Formalisiertes an sich, da sie nach Schemata vorgeht, die von institutionell vorgegebenen Regeln, von Sachlichkeit, Objektivität und Wissenschaftlichkeit getragen werden. Nach ihrer anderen Seite hat sie zugleich eine zutiefst persönliche Komponente: Sie lebt von Zwischenmenschlichkeit, hat mit Intimität zu tun, verlangt Nähe, emotionale Wärme und – vor allem – einfühlsames Verstehen. Diese beiden Seiten zusammenzubringen stellt eine hohe Anforderung dar, die im Alltag nicht immer erfüllt wird, die aber als anzustrebendes Ideal niemand in Frage stellen wird.

Die nahezu unauflösbare Ambivalenz dieser Beziehung schwingt mit in dem Spannungsfeld von ‚formell‘ und ‚informell', sie hat etwas mit dem unabdingbaren Anspruch auf Augenhöhe in einer strukturell asymmetrischen Beziehung zu tun. Dazu gehört auch die Verquickung von persönlichem Helfenwollen und professioneller Erwerbstätigkeit: In der Medizin stoßen die altruistische Helferbeziehung und die abrechenbare Dienstleisterbeziehung aufeinander, und nicht zuletzt diese Spannung macht sie anfällig dafür, in die eine wie in die andere Richtung auszuschlagen.

Das größte Spannungsverhältnis aber ist darin begründet, dass sie ohne persönliche Nähe nicht fruchten wird und doch nicht im rein Persönlichen aufgehen kann. Die Beziehung zwischen Arzt und Patient ist keine rein persönliche Beziehung, da sie nicht – wie etwa die Freundschaft – auf echter Gegenseitigkeit beruht. Sobald der Arzt den Patienten um Rat für seine eigenen Probleme angehen wird, hört er auf, Arzt zu sein. Sie ist aber auch deswegen keine rein persönliche Beziehung, weil sie in der Regel eine Beziehung auf Zeit ist, die man als eine etablierte gesellschaftliche Praxis betrachten muss. Und doch kommt die Arzt-Patient-Beziehung ohne Nachfühlen und emotionale Wärme, wie sie für private Beziehungen charakteristisch sind, nicht aus. So verlangt die therapeutische Beziehung dem Arzt im Grunde genommen eine Doppelrolle ab: Einerseits ist er als professioneller Helfer und fachmännischer Experte gefragt, andererseits wird er diese Rolle nicht gut erfüllen können, wenn er sich nicht zugleich als Mensch in der Begegnung versteht. Kranke Menschen behandeln impliziert eine Verbindung aus Technik, analytischer Verstandestätigkeit und kreativer Herzenstätigkeit. Das macht die Aufgabe des Arztes zu so einer großen Herausforderung.

Eine Polarisierung zwischen Technik und Beziehung führt vor diesem Hintergrund nicht weiter. Es geht in der Behandlung von Patienten nicht um ein „Entweder-Oder", sondern um das rechte Maß, um ein komplementäres Verhältnis. Technik ist unverzichtbar – aber sie bedarf der Beziehung, um wirklich zu greifen. Die Beziehung steht also nicht als Ersatz für die Technik, sondern als Voraussetzung für deren Erfolg. Je vertrauenswürdiger, je verständnisvoller, je empathischer eine Ärztin oder ein Arzt empfunden werden, desto mehr wird die technische Anwendung ihre Wirkung entfalten. Das gilt nicht nur für die Apparatetechnik, die Medikation oder den Eingriff, sondern ebenso für die Gesprächstechnik, die Therapie- und Analysetechnik. Auch diese spezifisch psychotherapeutischen „Techniken" werden hilflose Manöver bleiben, wenn es den Therapeuten nicht gelingt, eine von Vertrauen und Wärme getragene Beziehung zu ihren Patienten aufzubauen.

Wir können bei einem Patienten alles Mögliche untersuchen, anordnen und behandeln und doch bleiben all diese Herangehensweisen fruchtlos, wenn sie nicht von Zuwendung begleitet sind. Denn all diese Verrichtungen können nicht vermitteln, worum es bei der Therapie geht: um die Zusicherung, dass die betreffende Person es wert ist, sich mit ihr zu beschäftigen. Nicht selten ist Aktionismus der verzweifelte Versuch, diese Botschaft zu transportieren; wenn das aktive Tun jedoch nicht eingebettet ist in eine verstehende Beziehung, funktioniert diese Vermittlung nicht. Das ist der eigentliche Grund für die Unverzichtbarkeit der verstehenden Zuwendung. Nur über sie wird dem hilfesuchenden Menschen hinreichend verdeutlicht, dass er uns wichtig ist und dass das, was er fühlt und denkt, nicht abgetan, sondern als bedeutsam anerkannt wird. Vielleicht ist es letztlich wichtiger, zu wissen, *wer* die Person ist, die eine Krankheit hat, als die Krankheit, von der sie betroffen ist, einer Kategorie zuordnen zu können. Genau das könnte man als Schlussfolgerung aus den Beispielen, die wir in diesem Buch entfaltet haben, ziehen: Ob ein Mensch unter chronischen Schmerzen leidet, ob er Krebs hat oder eine beginnende Demenz – immer ist er dazu herausgefordert, einen Umgang mit diesen Phänomenen zu erlernen, der es ihm erlaubt, neue Gestaltungsräume für sich zu entdecken und sich der Krankheit trotz der mit ihr verbundenen Einschränkungen nicht ausgeliefert zu fühlen. Im Zuge der Industrialisierung und Ökonomisierung der Medizin geht nicht weniger verloren als der Blick für die Notwendigkeit einer Haltung des Beistandes. Durch sie vermitteln wir dem kranken Menschen Anerkennung, und dies lässt in ihm ein Gefühl der heilsamen Selbstachtung aufkommen. Das ist der eigentliche „Wirkfaktor" einer Medizin der Zuwendung.

Für eine Medizin der Zuwendung – so haben wir das Plädoyer dieses Buches umschrieben. Es ist ein Plädoyer für etwas, was seine Selbstverständlichkeit in unserem durchrationalisierten Gesundheitssystem verloren hat, jedoch als Kern ärztlicher, psychotherapeutischer und pflegerischer Praxis neu aufgewertet werden muss. Gegenwärtig ist die moderne Medizin so strukturiert, als ginge es vor allem um die Behandlung von starken Gesunden und nicht um die von angewiesenen, hilfsbedürftigen, ja oft verzweifelnden kranken Menschen. Denn die moderne Medizin unterlässt es, eine zwischenmenschliche Verbundenheit mit dem leidenden Menschen zum Ausdruck zu bringen, die ihn auffangen, ihm einen neuen Halt geben, ihn wieder stabilisieren kann, und zwar nicht durch ständige Unterstützung, sondern durch Mobilisierung der inneren Kräfte des kranken Menschen selbst. Zuwendung bringt Kräfte in Bewegung, sie mobilisiert und ruft ungeahnte Bewältigungspotenziale hervor. Es ist daher schlicht unverantwortlich, gerade diese Kraft stillschweigend wegzurationalisieren. Denn die Medizin laugt damit den Nährboden ihrer Kernidentität aus – und das kann auf Dauer nicht gutgehen.

Anmerkungen

I. Moderne Medizin – Oder wenn das Verstehen des Patienten zur Nebensache wird

[1] Michel Henry: Inkarnation. Eine Philosophie des Fleisches. Aus dem Französischen von Rolf Kühn. Freiburg/ München: Verlag Karl Alber 2002, S. 350, Anm.

II. Eine kleine Phänomenologie des Krankseins – Beispiele aus der Praxis

1. Der chronische Schmerz – für eine Kultur des Begleitens

[1] Christian Grüny: Zerstörte Erfahrung. Eine Phänomenologie des Schmerzes. Würzburg: Königshausen & Neumann 2004, S. 32ff.
[2] Ebd., S. 37f.
[3] Burkhard Liebsch: Außer sich – Zum fragwürdigen ‚Vorrecht des Schmerzes‘. In: Rainer-Maria E. Jacobi und Bernhard Marx (Hrsg.), Schmerz als Grenzerfahrung. Leipzig: Evangelische Verlagsanstalt 2011, S. 189–213.
[4] Grüny: Zerstörte Erfahrung. A.a.O., S. 172f.
[5] Ebd., S. 36f.
[6] Frederic J. J. Buytendijk: Über den Schmerz. Bern: Huber 1948; Christian Grüny: Zerstörte Erfahrung. A.a.O.; Viktor von Weizsäcker: Die Schmerzen (1926). In: Peter Achilles, Dieter Janz, Martin Schrenk und Carl Friedrich von Weizsäcker (Hrsg.), Viktor von Weizsäcker. Gesammelte Schriften. Bd. 5. Frankfurt am Main: Suhrkamp 1986, S. 27–47.
[7] Peter Henningsen: Schmerz und Leiden. In: Marcus Schiltenwolf und Wolfgang Herzog (Hrsg.), Die Schmerzen. Würzburg: Königshausen & Neumann 2011, S. 161–170, hier S. 164f.

8 Giovanni Maio: Medizin ohne Maß? Vom Diktat des Machbaren zu einer Ethik der Besonnenheit. Stuttgart: Trias 2014.

9 Marcus Schiltenwolf: Medizin der Schmerzen – Divinum est dolorem sedare. In: Marcus Schiltenwolf und Wolfgang Herzog (Hrsg.), Die Schmerzen. Würzburg: Königshausen & Neumann 2011, S. 143–159.

10 Ursula Frede: Herausforderung Schmerz. Lengerich: Pabst 2007, S. 43.

11 Ebd., S. 42f.

12 Grüny: Zerstörte Erfahrung. A.a.O., S. 175.

2. Krebs – das Herausgeworfensein aus der Normalität

1 Barbara Duden: Die Verkrebsung: Kränkende Diagnostik durch Krebs-Prävention. In: Dies., Die Gene im Kopf – der Fötus im Bauch. Historisches zum Frauenkörper. Hannover: Offizin-Verlag 2002, S. 166–186, hier S. 167.

2 Susan Sontag: Krankheit als Metapher. Aus dem Amerikanischen von Karin Kersten und Caroline Neubaur. München: Hanser Verlag 1977, S. 5.

3 Christoph Schlingensief: So schön wie hier kanns im Himmel gar nicht sein! Tagebuch einer Krebserkrankung. Köln: Kiepenheuer & Witsch 2009, S. 39.

4 Maxie Wander: Leben wär' eine prima Alternative. Tagebücher und Briefe. Hrsg. von Fred Wander. Frankfurt am Main: Suhrkamp 2009, S. 18.

5 Ebd., S. 45.

6 Ebd.

7 Schlingensief: So schön wie hier kanns im Himmel gar nicht sein! A.a.O., S. 129.

3. Demenz – warum wir von demenziell erkrankten Menschen viel über uns lernen können

1 Tilman Jens: Demenz. Abschied von meinem Vater. München: Goldmann 2010, S. 133.

[2] Andreas Kruse: Lebensqualität bei Demenz? Zur Bewältigung einer Grenzsituation menschlichen Lebens. Heidelberg: Akademische Verlagsgesellschaft 2010.

4. Der sterbende Mensch –
wenn Zuwendung zur Lebensaufgabe wird

[1] Uwe-Christian Arnold: Letzte Hilfe. Ein Plädoyer für das selbstbestimmte Sterben. Reinbek bei Hamburg: Rowohlt 2014.

[2] Ebd., S. 58.

[3] Ebd., S. 43 und S. 182.

[4] Ebd., S. 43.

[5] Ebd., S. 38.

[6] Ebd., S. 182.

[7] Ebd.

III. Wege der Bewältigung

5. Annehmen lernen – das gute Leben
als Kunst des Sich-Einrichtens

[1] Jürgen Habermas: Vorstudien und Ergänzungen zu einer Theorie des kommunikativen Handelns. Frankfurt am Main: Suhrkamp 1984, S. 489.

[2] Zitiert nach Markus Enders: Das Schicksal in der Antike und seine Bedeutung für das Machbarkeitsdenken heute. In: Imago Hominis. Quartalschrift für Medizinische Anthropologie und Bioethik 18 (2011) 2, S. 121–136.

[3] Niklas Luhmann: Soziale Systeme. Grundriss einer allgemeinen Theorie. Frankfurt am Main: Suhrkamp 1987, S. 152.

[4] Romano Guardini: Freiheit, Gnade, Schicksal. Mainz: Matthias-Grünewald-Verlag 1994, S. 160.

[5] Online in: http://www.newsweek.com/id/34406 (abgerufen am 05.07.2015).

6 Vgl. Craig Venter: Second Genesis: Making new life; http://www.newscientist.com/article/mg20126990.200-second-genesis-making-new-life.html (abgerufen am 01.07.2015).

7 Arthur Schopenhauer: Aphorismen zur Lebensweisheit. Frankfurt am Main: Insel 1976, S. 198.

8 Jean Marolleau: Die Zukunftsgesellschaft. Aus dem Französischen von P. Kamnitzer. Düsseldorf/Wien: Econ-Verlag 1971, S. 114.

9 Hermann Keyserling: Das Schicksals-Problem. In: Ders., Philosophie als Kunst. Darmstadt: Otto Reichl 1922, S. 145–161, hier S. 150.

10 Paul Tillich: Philosophie und Schicksal. In: Kant-Studien 34 (1929), S. 300–311, hier S. 301f.

6. Vertrauen – oder warum man das Eigentliche nicht einklagen kann

1 Vgl. Martin Hartmann: Die Praxis des Vertrauens. Frankfurt am Main: Suhrkamp 2011, S. 177 und S. 231.

2 Giovanni Maio: Geschäftsmodell Gesundheit. Wie der Markt die Heilkunst abschafft. Frankfurt am Main: Suhrkamp 2014.

3 Claus Offe: Wie können wir unseren Mitbürgern vertrauen? In: Martin Hartmann und Claus Offe (Hrsg.), Vertrauen. Die Grundlage des sozialen Zusammenhalts. Frankfurt am Main: Campus 2001, S. 241–294, hier S. 254.

4 Vgl. Hartmann: Die Praxis des Vertrauens. A.a.O., S. 179.

5 Vgl. Martin Hartmann: Wer hat unser Vertrauen verdient? Philosophische Kriterien der Vertrauenswürdigkeit. In: Michael Fischer und Ian Kaplow (Hrsg.), Vertrauen im Ungewissen. Berlin/Münster: LIT Verlag 2008, S. 48–69.

6 Vgl. ebd. sowie Diego Gambetta: Kann man dem Vertrauen vertrauen? In: Martin Hartmann und Claus Offe (Hrsg.), Vertrauen. Die Grundlage des sozialen Zusammenhalts. A.a.O., S. 204–237.

7 Offe: Wie können wir unseren Mitbürgern vertrauen? A.a.O., S. 253.

[8] Olli Lagerspetz: Vertrauen als geistiges Phänomen. In: Martin Hartmann und Claus Offe (Hrsg.), Vertrauen. Die Grundlage des sozialen Zusammenhalts. A.a.O., 2001, S. 85–113, hier S. 93.

[9] Lagerspetz: Vertrauen als geistiges Phänomen. A.a.O., S. 93.

[10] Niklas Luhmann: Vertrauen. Konstanz/München: UVK 2014, S. 23.

[11] Ebd., S. 1.

[12] Vgl. Hartmann: Die Praxis des Vertrauens. A.a.O., S. 219.

[13] Marcel Hénaff: Der Preis der Wahrheit. Gabe, Geld und Philosophie. Frankfurt am Main: Suhrkamp 2009, S. 474.

[14] Adam Smith: Untersuchungen über das Wesen und die Ursachen des Nationalreichthums. Deutsch von Max Stirner. Erster Band. Leipzig: O. Wiegand 1846, S. 26.

[15] Georg Simmel: Soziologie. Untersuchungen über die Formen der Vergesellschaftung (1908). Gesamtausgabe. Bd. 11. Hrsg. von Otthein Rammstedt. Frankfurt am Main: Suhrkamp 1992, S. 263.

[16] Russell Hardin: Die Alltagsepistemologie von Vertrauen. In: Martin Hartmann und Claus Offe (Hrsg.), Vertrauen. Die Grundlage des sozialen Zusammenhalts. A.a.O., S. 295–332, hier S. 298.

7. Hoffen – was Hoffnung für die moderne Medizin bedeuten kann

[1] Helmut Fahrenbach: Wesen und Sinn der Hoffnung. Versuch über ein Grenzphänomen zwischen philosophischer und theologischer Daseinsauslegung. Typoskript. Heidelberg 1955, S. 59.

[2] Gerhard Sauter: Erwartung und Erfahrung. München: Kaiser 1972, S. 73.

[3] Ralf Lutz: Der hoffende Mensch. Anthropologie und Ethik menschlicher Sinnsuche. Bern: Francke 2012, S. 159.

[4] Gabriel Marcel: Philosophie der Hoffnung. München: List 1957, S. 45.

[5] Josef Pieper: Über die Hoffnung der Kranken. In: Max-P. Engelmeier (Hrsg.), Von der Hoffnung der Kranken. St. Augustin: Verlag Wort und Werk 1977, S. 13–34, hier S. 33.

[6] Marcel: Philosophie der Hoffnung. A.a.O., S. 43.

[7] Ebd.

[8] Lutz: Der hoffende Mensch. A.a.O., S. 431.

[9] Alois Edmaier: Horizonte der Hoffnung. Regensburg: Pustet 1968, S. 143.

[10] Paul Ricœur: Hermeneutik und Psychoanalyse. Der Konflikt der Interpretationen II. München: Kösel-Verlag 1984, S. 113.

[11] Richard Schaeffler: Zur Anthropologie und Ethik der Hoffnung. Münchner Theologische Zeitschrift 33/1 (1982), S. 1–24, hier S. 8.

[12] Gabriel Marcel: Sein und Haben. Paderborn: Schöningh 1954, S. 80.

[13] Fahrenbach: Wesen und Sinn der Hoffnung. A.a.O., S. 68.

[14] Martin Hildebrandt: Heilungsprozesse in der Kunst. In: TRIGON 11. Kunst, Wissenschaft und Glaube im Dialog. Hrsg. von der Guardini Stiftung. Berlin: BWV 2014, S. 65-78, hier S. 77.

[15] Marcel: Philosophie der Hoffnung. A.a.O., S. 71.

8. Den kranken Menschen verstehen

[1] Philip M. Murphy, Duncan Cramer und Francis J. Lillie: The relationship between curative factors perceived by patients in their psychotherapy and treatment outcome: An exploratory study. British Journal of Medical Psychology 57 (1984), S. 187–192.

[2] Katrin Nehring: Pflege bei Schizophrenie und wahnhaften Störungen. In: Mirjam Gassmann, Werner Marschall, Jörg Utschakowski (Hrsg.), Psychiatrische Gesundheits- und Krankenpflege. Heidelberg: Springer 2006, S. 263–269, hier S. 265.

[3] Asmus Finzen: Schizophrenie. Die Krankheit verstehen, behandeln, bewältigen. Bonn: Psychiatrie-Verlag 2003, S. 22.

[4] Friedrich Nietzsche: Nachgelassene Fragmente 1885–1887. In: Kritische Studienausgabe. Hrsg. von Giorgio Colli und Mazzino Montinari. Bd. 12. München: dtv und Berlin: De Gruyter 1999, S. 51.

5 Jochen Hörisch: Die Wut des Verstehens. Frankfurt am Main: Suhrkamp 1998.

6 Heidemarie Bennent-Vahle: Mit Gefühl denken. Einblicke in die Philosophie der Emotionen. Freiburg: Alber 2013, S. 207.

7 Wilhelm Schapp: In Geschichten verstrickt. Zum Sein von Mensch und Ding. Wiesbaden: B. Heymann 1976 (1953).

8 „Ich will nicht sagen, dass sie unfähig sei, zu verstehen, aber sie will einfach zu schnell schon verstanden haben." (Eigene Übersetzung); André Gide: Journal 1889–1939. 14. Januar 1912, zitiert in Hans Robert Jauß: Wege des Verstehens. München: Fink 1994, S. 51.

9 Peter F. Schmid: Personale Begegnung. Der personzentrierte Ansatz in Psychotherapie, Beratung, Gruppenarbeit und Seelsorge. Würzburg: Echter 1995, S. 102.

10 Emil Angehrn: Sinn und Nicht-Sinn. Das Verstehen des Menschen. Tübingen: Mohr-Siebeck 2011, S. 29f.

IV. Ohne Zuwendung ist alles nichts

1 Martin Buber: Das dialogische Prinzip. Heidelberg: L. Schneider 1965, S. 15.

2 Michael Theunissen: Der Andere. Studien zur Sozialontologie der Gegenwart. Berlin: De Gruyter 1977, S. 263.

3 Romano Guardini: Welt und Person. Würzburg: Werkbund 1950, S. 127.

4 Werner Faber: Zum Problem der Begegnung. Anthropologische und pädagogische Anmerkungen. In: Ders. (Hrsg.), Pädagogische Kontroversen. Band 1. München: Fink 1969, S. 123–138, hier S. 129.

5 Gabriel Marcel: Das ontologische Geheimnis. Stuttgart: Reclam 1961, S. 44.

6 Emmanuel Levinas: Zwischen uns. Versuche über das Denken an den Anderen. München: Hanser 1995, S. 17.

[7] Hjördis Nerheim: Die Wissenschaftlichkeit der Pflege. Bern: Huber 2001, S. 201.

[8] Erwin Strauss: Vom Sinn der Sinne. Ein Beitrag zur Grundlegung der Psychologie. Berlin: Springer 1956, S. 398.

[9] Hans Jonas: Organismus und Freiheit. Ansätze zu einer philosophischen Biologie. Göttingen: Vandenhoeck & Ruprecht 1973, S. 202.

[10] Martin Heidegger: Hölderlins Hymnen „Germanien" und „Der Rhein". Hrsg. von Susanne Ziegler. GA. Bd. 39. Frankfurt am Main: Vittorio Klostermann 1999, S. 72.

[11] Holger Schulze: Hören des Hörens. Aporien und Utopien einer historischen Anthropologie des Klangs. In: Paragrana 16 (2007) 2, S. 240–244, hier S. 244.

[12] Barbara Duden: Über Formen des Verstummens in der Begegnung des Patienten mit der Medizin. In: Intensiv erleben – Menschen in klinischen Grenzsituationen. Hrsg. von Tuğsal Moğul und Alfred Simon. Berlin/Münster: LIT Verlag 2013, S. 101–109.

Personenverzeichnis

Stichwörter